ÉTUDE

DE PHYSIOLOGIE EXPÉRIMENTALE ET THÉRAPEUTIQUE

SUR

LA CIGUË ET SON ALCALOÏDE

Paris. — Imprimerie Cusset et Ce, 26, rue Racine.

ÉTUDE

DE PHYSIOLOGIE EXPÉRIMENTALE ET THÉRAPEUTIQUE

SUR

LA CIGUË ET SON ALCALOÏDE

Mémoire lu à la Société de thérapeutique, le 18 juin 1869,

PAR

MARTIN-DAMOURETTE et PELVET

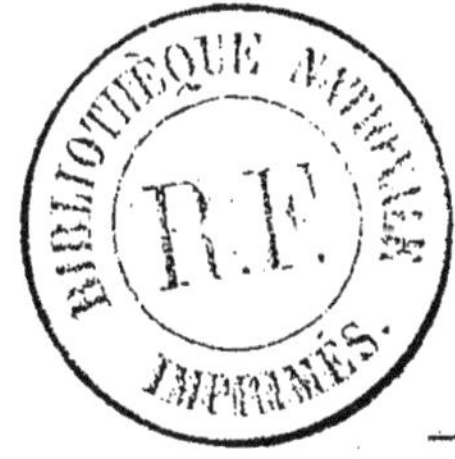

PARIS

P. ASSELIN, LIBRAIRE-ÉDITEUR,

PLACE DE L'ÉCOLE-DE-MÉDECINE.

1870

1871

ÉTUDE

DE

PHYSIOLOGIE EXPÉRIMENTALE ET THÉRAPEUTIQUE

SUR

LA CIGUË ET SON ALCALOÏDE

La tradition nous a légué deux notions très-distinctes sur la ciguë, celle de son action toxique qui la faisait employer comme poison judiciaire chez les Grecs, et celle de sa vertu curative des tumeurs et des ulcères de mauvaise nature.

L'expérimentation physiologique a déjà révélé aux modernes le mécanisme toxique de la ciguë; c'est un poison paralysant. Nous avons entrepris ce travail dans le but de rechercher si la physiologie ne pourrait pas aussi donner la clef des effets thérapeutiques de cette substance. Frappés de l'espèce d'acharnement avec lequel les médecins de tous les temps avaient opposé la ciguë aux tumeurs et aux ulcères de mauvaise nature, nous ne pouvions concevoir que leur confiance fût une pure illusion. D'ailleurs nous ne nous défendrons pas d'avoir été inspirés en partie par l'analogie chimique en songeant d'une part à la propriété alcaline très-prononcée de la cicutine et de l'autre à l'action énergique qu'exercent les alcalis sur les éléments anatomiques, action qui se traduit en particulier par une profonde altération du sang. Or tous les observateurs avaient noté dans l'empoisonnement par la ciguë sur l'homme et sur les animaux l'aspect noir et fluide ou visqueux du sang et des taches ecchymotiques ; ce qui a fait admettre par le savant professeur Gubler une sorte d'anoxemie dans le cicutisme (*Commentaires thérapeutiques du Codex*). Toutefois cet aspect du sang des animaux cicutés offre trop d'analogie avec le sang des animaux asphyxiés pour qu'on puisse en faire un signe certain de l'action altérante de la ciguë.

Nous entreprîmes donc de rechercher si le sang présentait des altérations saisissables au microscope, et si les épithéliums et les autres éléments anatomiques normaux, si le cancer lui-même étaient attaqués par la cicutine, et quelles analogies pouvaient présenter ces altérations avec celles que déterminent les alcalis minéraux. Nos recherches sur le sang et sur les tissus normaux ont répondu en grande partie aux prévisions qui nous les avaient fait entreprendre ; en ce sens qu'elles nous permettent d'établir d'une façon positive l'action altérante de la ciguë, et quoiqu'elles demeurent incomplètes en ce qui concerne le cancer et les autres produits pathologiques, nous n'avons pas voulu ajourner plus longtemps leur publication déjà beaucoup retardée, nous promettant de chercher à en compléter les résultats.

D'ailleurs en dehors de son action sur le sang et les tissus, la cicutine nous a fourni quelques résultats de physiologie générale du système nerveux, qui nous ont paru intéressants. Elle nous a en particulier donné l'occasion d'expliquer le mélange de paralysie et de convulsions qui existent dans le cicutisme et dans beaucoup d'autres empoisonnements, et de concevoir la coexistence de la paralysie des muscles striés qui obéissent à la volonté avec l'excès de contraction des muscles lisses tels que ceux des vaisseaux, etc.

Nos recherches plaident aussi en faveur de l'unité de propriété des nerfs sensitifs et moteurs (la neurilité) soutenue par M. le professeur Vulpian ; car les deux ordres de nerfs offrent la même réaction au poison qui nous occupe, quand on a soin de les placer dans les mêmes conditions expérimentales.

Enfin nos expériences démontrent nettement l'action antiseptique et parasiticide de la cicutine.

La préparation cicutée, à laquelle nous avons donné la préférence pour nos expériences, est la *cicutine* ou *concine*, alcaloïde de la grande ciguë, *conium maculatum*, parce qu'elle représente toute l'activité de la plante, et peut s'obtenir pure et identique.

Notre cicutine provenait du laboratoire de M. Emile Rousseau. C'est, comme on le sait, un liquide jaune, d'aspect huileux, d'odeur forte rappelant celle de la ciguë; très-alcaline, dissolvant son volume d'eau et fort peu soluble dans ce liquide, se dissolvant bien dans l'alcool, l'éther et les huiles. Elle est volatile, et bout vers 212°; elle s'altère à l'air où elle brunit, et se résinifie en dégageant de l'ammoniaque; sa densité est de 0,88 et sa formule $C^8H^{15}Az$. Elle est donc isomère du nitrile caprylique comme la conhydrine l'est de la caprylamide.

Les animaux sur lesquels ont porté nos expériences sont la grenouille, le moineau et plusieurs mammifères (chat, chien, rat, souris et chauve-souris).

Nous avons varié les modes d'application du poison. Outre les essais locaux sur les divers éléments anatomiques, nous avons réalisé l'empoisonnement général par la bouche, par l'instillation dans l'œil, par insertion dans une plaie, par injection dans le tissu cellulaire sous-cutané et enfin par les inhalations respiratoires. Nous exposerons les résultats de nos recherches dans deux parties distinctes.

A. La première trace le tableau symptomatique du cicutisme :

1° Chez la grenouille ;

2° Chez l'oiseau ;

3° Chez les mammifères ;

4° Nous en rapprochons les principaux documents qui existent dans la science sur les propriétés physiologiques et sur les indications thérapeutiques de la ciguë et de son alcaloïde.

B. La deuxième partie de ce travail est consacrée à l'analyse et à la discussion des effets produits par la cicutine sur les divers tissus et sur les principaux appareils de l'économie. Nous faisons suivre cet exposé d'une courte synthèse qui embrasse, au point de vue théorique et pratique, tous les effets déjà constatés de la ciguë, et ceux qui ont été mis en lumière par nos expériences.

Nous avons donné les descriptions *parallèles* et *séparées* de nos expériences et de leurs résultats, pour que les unes et les autres puissent être suivies et consultées isolément, et surtout pour que le lecteur soit à même de contrôler la rigoureuse exactitude de notre exposition et de discuter nos appréciations.

PREMIÈRE PARTIE.

PHÉNOMÈNES PHYSIOLOGIQUES DU CICUTISME.

CHAPITRE Ier. — SYMPTÔMES DU CICUTISME CHEZ LA GRENOUILLE.

ARTICLE I. — PHÉNOMÈNES LOCAUX.

A. — Le premier effet de l'insertion du poison est une *douleur vive* provoquant de l'agitation générale, des efforts pour s'échapper et d'autres mouvements défensifs, quelquefois des cris, parfois du resserrement de la petite plaie, en un mot de l'irritation locale. Toutefois cette hyperesthésie locale est très-passagère, car l'animal ne tarde pas à devenir tranquille, et si l'on insère dans la même plaie une seconde goutte de cicutine quelques minutes après la première, il ne se manifeste aucun signe de douleur, et l'on constate que la plaie est alors frappée d'une insensibilité qui envahit bientôt de proche en proche les parties environnantes.

B. — Le second phénomène local que présente la plaie d'insertion de la cicutine, c'est un *écoulement de sang* presque constant, qui acquiert dans certains cas l'importance d'une petite hémorrhagie. Ce sang, qui entraîne une partie de la cicutine, est d'un brun beaucoup plus foncé que le sang normal, et il passe au brun verdâtre en cas d'application multiple du poison. Il est d'abord assez fluide, mais il ne tarde pas à devenir visqueux et à se prendre dans la plaie en un caillot gélatiniforme assez semblable pour la consistance à de l'empois d'amidon. Examiné au microscope, ce sang nous a présenté une altération très-marquée des globules rouges, dont le noyau est devenu beaucoup plus apparent, très-volumineux et granuleux, tandis que le protoplasma ne forme plus autour de ce noyau qu'une zone très-mince qui disparaît même dans certains cas, et alors les noyaux pressés les uns contre les autres forment dans le protoplasma dissous une véritable gelée.

Autour de la plaie d'insertion il se produit une *tache brune*, qui n'est pas une véritable *ecchymose* constituée par une extravasation sanguine dans la trame organique, mais bien une stase capillaire causée par la même altération des globules dans la zone de tissu envahi par l'imbibition de la cicutine, ou le gonflement des hématies amène la dilatation passive des parois vasculaires et finalement l'arrêt de la circulation.

Ce phénomène s'observe d'ailleurs sur des vaisseaux d'un gros calibre, comme nous l'avons vu deux fois en cas d'insertion à l'aisselle sur une grosse veine qui se trouvait au fond de la plaie. Cette veine avait plus que doublé de volume et le sang y était arrêté sous forme d'un cylindre géléfié, où les globules sanguins présentèrent au microscope la même altération que dans le sang de la plaie mêlé à la cicutine. C'est une véritable thrombose par géléfaction du sang, dont le mécanisme est analogue à celui qui détermine la formation de l'empois par le gonflement des grains d'amidon et leur pression les uns contre les autres.

Il n'est pas impossible que la paroi vasculaire elle-même n'ait subi une certaine altération, mais nous n'en avons pas constaté.

Le même résultat s'observe dans tous les vaisseaux mis en rapport avec la cicutine : ainsi en l'appliquant sur la membrane interdigitale de la grenouille tendue sous le champ du microscope, on voit immédiatement cette membrane devenir plus transparente, son réseau capillaire s'accuser davantage, et en moins d'une minute la circulation s'y arrêter. On trouve alors dans les hématies les altérations précédemment indiquées.

C. — Pour compléter la description des symptômes locaux produits par les applications de la cicutine, il faut ajouter que sur la membrane interdigitale ainsi traitée, l'épiderme formait une couche visqueuse, un magma de cellules en voie d'altération. Lorsque le poison est appliqué dans les yeux ou dans la bouche à l'état concentré, il donne lieu à la même lésion des muqueuses, c'est-à-dire à leur desquamation, à l'inviscation du mucus et à la destruction des cellules épithéliales. Parmi celles-ci, les unes avaient conservé l'aspect normal; dans d'autres, le noyau était devenu plus apparent; enfin il en est qui étaient complétement déformées et en voie de dissolution.

Chez des grenouilles dans la bouche desquelles on avait placé une goutte de cicutine, la muqueuse avait repris son aspect normal les jours suivants. Chez une autre où une goutte de cicutine fut placée dans l'œil, la conjonctive parut immédiatement se réduire en bouillie, et trois jours après, le segment inférieur de la cornée était opaque, ainsi que la paupière inférieure. Chez une autre grenouille, l'instillation répétée dans l'œil d'une solution hydro-alcoolique au centième de cicutine ne produisit qu'une irritation passagère.

Enfin, lorsqu'on soumet les grenouilles aux inhalations de vapeurs cicutées, leur peau se hérisse immédiatement d'une .multitude de petites granulations et pâlit; l'animal se passe la main sur les yeux, s'agite vivement, s'élance vers la partie supérieure de la cloche, ou baisse la tête, se jette le nez par terre comme pour échapper à une excitation qui lui est pénible. L'animal fournit alors une exhalation aqueuse beaucoup plus abondante qu'une grenouille de comparaison placée dans une cloche de même dimension ; ce qui donnerait à penser que l'irritation directe produite par de légères vapeurs de ci-cutine sur la peau, à une dose incapable d'altérer sensiblement l'é-piderme, en exagère l'activité glandulaire et les contractious.

D. — Les nerfs atteints par les applications locales de cicutine prennent un aspect jaunâtre et momifié; les muscles deviennent également jaunâtres ou livides, et le microscope révèle dans ces deux tissus des altérations profondes qui serout décrites et discutées dans la partie de ce travail consacrée à l'analyse physiologique. Pour le moment nous nous bornerons à compléter le tableau des phénomè-nes locaux déterminés par la cicutine, en faisant remarquer que c'est au point d'application du poison que commencent les modifica-tions dynamiques que l'on va constater dans l'action diffusée, telle que la paralysie des extrémités nerveuses motrices et sensitives, etc.

On peut déjà concevoir que ces effets locaux de la cicutine sur les plaies et sur les autres surfaces d'application, mal à propos confon-dus sous le nom d'irritation, nous permettront d'expliquer autrement que par les termes un peu vagues de révulsion et de substitution les résultats curatifs des topiques cicutés contre l'élément douleur et contre les néoplasies de la peau, des muqueuses et même des par-ties sous-jacentes.

Article II. — Phénomènes généraux du cicutisme chez la grenouille.

Le phénomène le plus précoce et le plus apparent que fait naître l'absorption de la cicutine, c'est la parésie de mouvement souvent précédée d'excitation et bientôt la paralysie complète. La sensibilité générale n'est atteinte que tout à fait à la fin de l'empoisonnement et avec de fortes doses. L'excitabilité de la moelle est constam-ment accrue au début avec les doses élevées et elle ne disparaît qu'à la fin de la scène toxique, alors que le cœur et les muscles

survivent seuls à toutes les autres parties. L'influence volontaire se
constate jusqu'à une époque assez avancée du cicutisme ; les mouvements respiratoires, d'abord troublés, persistent un peu moins longtemps. Enfin il se produit de bonne heure une profonde dépression
de l'appareil circulatoire.

§ I. — Symptômes du cicutisme dans les appareils de l'innervation et de la musculation.

A. — Influence de la cicutine sur le mouvement. (Paralysie des extrémités des
nerfs moteurs ; persistance de la volonté, de l'excitabilité de la moelle et de
l'irritabilité des muscles.)

MARCHE DU CICUTISME SUR UNE GRENOUILLE NON PRÉPARÉE. — Sur
une grenouille dont on n'a soustrait aucune partie à l'empoisonne-

---

EXPÉRIENCES.

EXPÉRIENCE I (du 26 octobre 1867).

Prouvant l'action acinétique.

Neuf heures cinquante minutes, à une petite grenouille verte attachée par les deux bras on introduit une goutte de cicutine dans une
plaie de l'aine droite.

L'animal s'agite vivement, crie et cherche à s'échapper ; il se
gonfle, bâille itérativement, tient la bouche entr'ouverte, et cesse de
respirer en une minute. Cependant de temps en temps il fait quelques
petits mouvements de déglutition ; il bâille incessamment et convulsivement ; il est d'ailleurs dans un état d'immobilité complète.

Après vingt-cinq minutes, la patte droite (du côté de l'insertion)
tombe lorsqu'on suspend la grenouille, tandis que la gauche est relevée
dans la flexion tonique.

Après quarante minutes, la patte gauche est pendante comme la
droite quand on dresse l'animal ; mais si l'on excite la peau ou la conjonctive, la patte droite ne se retire qu'un instant après la gauche.
Ces diverses excitations provoquent des mouvements isolés de respiration.

Après soixante-dix minutes, le pincement et la brûlure des membres et de la conjonctive ainsi que la projection sur le dos ne déterminent pas la moindre réaction de mouvement. On met à nu la moelle
épinière et les deux nerfs sciatiques, et on les trouve inexcitables par
la pince électrique et l'appareil de Breton, par les agents chimiques et
mécaniques. Les muscles, au contraire, sont irritables. On ne voit pas

ment, on observe une courte période d'excitation bientôt suivie de l'abolition des mouvements volontaires et respiratoires, et un peu plus tard des mouvements réflexes, quelle que soit la voie d'introduction du poison.

1° Lorsqu'on place une ou deux gouttes de cicutine dans la bouche de la grenouille ou dans une petite plaie (expériences Ire et IIe), on constate une vive agitation de l'animal au moment de l'application du poison, et pendant les premières minutes il existe un surcroît d'excitabilité qui se traduit par de vigoureux efforts pour s'échapper par des mouvements réactionnels très-prompts et très-intenses, convulsifs même à la moindre excitation.

Après cinq à quinze minutes la grenouille reste dans un remar-

---

les battements du cœur à l'extérieur ; on compte sept pulsations très-faibles par minute à l'ouverture de la poitrine.

Expérience II (du 28 octobre 1867).

Prouvant le retour de l'excitabilité des nerfs moteurs et la guérison.

Neuf heures trente minutes, à une grenouille attachée par les deux bras, on met une très-petite goutte de cicutine sur la langue ; il y a immédiatement une convulsion très-vive dans la mâchoire.

Après cinq minutes, bâillements répétés ; écoulement hors de la bouche d'un liquide visqueux où le microscope accuse l'altération des cellules épithéliales ; mouvements respiratoires des flancs suspendus ; déglutition convulsive et clignement.

Après dix minutes, sensibilité et mouvements en apparence normaux ; gorge gonflée, bâillements convulsifs et extension brusque des pattes (tous phénomènes qui traduisent une certaine excitation). La circulation capillaire se fait très-bien, elle serait plutôt activée que ralentie ; 46 pulsations du cœur.

Après dix-huit minutes, la grenouille se meut difficilement, bâille encore, et ne peut retirer les pattes étendues qu'incomplétement et avec des tremblements des muscles.

Après trente minutes, au pincement la réaction de mouvement n'a lieu qu'après quelques instants, pas de respiration ; pas de mouvements spontanés ; il y a des secousses dans les pattes postérieures quand on retourne l'animal sur le dos ; 42 pulsations du cœur ; circulation capillaire normale ; couleur plus foncée de la peau ; amaigrissement ; pupilles contractées. Après quarante minutes, le pincement des pattes ne détermine plus de mouvements, mais le grattage ou l'équable état d'immobilité, est comme stupéfiée, et lorsqu'on l'excite elle répond par un seul mouvement de déplacement, encore très-prompt, mais déjà moins énergique. Entre dix et vingt minutes l'animal devient flasque, laisse tomber les membres postérieurs si on le dresse, et ne les retire qu'incomplétement si on les étend sur un plan horizontal. A ce moment il s'écoule plusieurs secondes entre l'excitation et la réponse de mouvement. Un peu plus tard (après vingt à quarante minutes d'empoisonnement) les mouvements généraux sont abolis et lorsqu'on pince ou que l'on brûle une partie du corps, il ne se fait plus que des contractions sur place, accompagnées d'une sorte de tremblement des muscles témoignant manifestement des efforts que fait l'animal pour échapper à la douleur.

---

crasement de l'une d'elles donne de légères contractions dans l'autre. Au contraire le pincement énergique des bras, en partie protégés contre l'empoisonnement par les liens qui les fixent, détermine des mouvements de totalité du corps.

Après cinquante minutes, pas de réaction de mouvement au pincement et à l'écrasement des narines et des quatre membres; 30 pulsations du cœur, circulation capillaire moins active. Les deux nerfs sciatiques mis à nu, sont inexcitables à la pince électrique; les muscles sont au contraire parfaitement excitables.

Après une heure, la circulation capillaire est presque complétement arrêtée.

Après deux heures trente minutes, la grenouille qui vient d'être en repos pendant une heure et demie exécute un mouvement en apparence spontané, qui a pu être provoqué par une secousse non remarquée. La circulation se fait encore dans quelques capillaires; 36 pulsations du cœur très-peu apparentes. L'application de la pince électrique sur les nerfs sciatiques détermine un mouvement des paupières que l'on ne peut pas reproduire, et rien dans les muscles des pattes.

Ces muscles répondent eux-mêmes beaucoup moins bien qu'au dernier examen à l'excitation électrique directe. En dehors de ce fait tout le reste semble indiquer le commencement d'une période de retour. En effet l'animal, après être resté pendant plusieurs heures immobile, sans respiration, les yeux fermés, a été trouvé vers quatre heures respirant d'une manière intermittente et les yeux ouverts. Il se portait très-bien le lendemain, vingt-qutre heures après l'empoisonnement. A ce moment les muscles des deux pattes et les deux nerfs sciatiques sont parfaitement excitables à la pince, malgré l'état de

Quant aux mouvements respiratoires, un instant accélérés et troublés par l'application du poison, ils ne tardent pas à reprendre leur régularité tout en restant plus fréquents. Mais après quelques minutes ils se ralentissent, cessent par instants, reparaissent à chaque excitation et finissent par s'arrêter entre cinq et quarante minutes (après deux à cinq minutes, si la cicutine a été placée dans la bouche; après cinq à dix minutes en cas d'insertion d'une goutte à chaque aisselle; après dix à vingt minutes par l'insertion au flanc et après vingt à quarante minutes en cas d'insertion à la partie inférieure de la cuisse).

Cette variabilité dans le temps qui s'écoule entre l'application du poison et l'arrêt définitif de la respiration montre bien que la para-

---

mutilation de la veille; néanmoins l'animal se meut assez péniblement. Environ 60 respirations; 52 pulsations du cœur très-faibles; circulation capillaire très-imparfaite dans la membrane interdigitale avec de l'injection et de la rougeur très-prononcées des pattes. La langue et la bouche paraissent normales.

Le rétablissement de l'animal s'est complété dans les jours suivants. Notre but principal, en rapportant cette expérience, est de faire voir que les nerfs de mouvement peuvent recouvrer leurs propriétés après les avoir perdues complétement par le cicutisme, comme on le voit dans le curarisme.

Expérience III (du 15 décembre 1867).

Administration de la cicutine en inhalations à six grenouilles.
Acinésie complète. Guérison dans tous les cas.

Dix heures, on place une grenouille sous une cloche de 250 centimètres cubes avec une éponge chargée de 5 gouttes de cicutine, et pour éliminer les chances d'erreur qui pourraient résulter de cette sorte de séquestration, on place une autre grenouille dans une cloche de même capacité remplie d'air.

La grenouille soumise aux vapeurs cicutées s'agite, tourne autour de sa cloche, lève la tête et s'élance en haut pour s'échapper, puis se jette le nez par terre, se passe les mains sur la tête et les yeux, cligne incessamment, respire plus rapidement, puis est prise de bâillements répétés et convulsifs.

Après dix minutes, elle est devenue tranquille et immobile; elle continue à bâiller, cesse de respirer, mais présente à de longs intervalles des contractions convulsives des muscles des flancs. La peau est

lysie de mouvemeut débute au voisinage du point d'insertion. Et en effet, si celle-ci se fait au flanc, les muscles du côté cicuté se relâchent de manière à ne plus faire antagonisme à ceux de l'autre côté, et déjà au bout de dix minutes, le corps de la grenouille est fortement arqué sur le côté opposé à l'insertion. Si c'est à la cuisse ou à l'aine que l'on place une goutte de cicutine, la patte correspondante est paresseuse après cinq minutes, cesse de pouvoir se retirer après dix minutes; et passé ce temps ne donne souvent même plus aux excitations les contractions tremblées, dernière expression de mouvement des animaux cicutés. Les mouvemements des paupières qui persistent les derniers en cas d'empoisonnement par la patte cessent de très-bonne heure s'il a lieu par la bouche.

---

peu colorée et se hérisse de petites granulations qui lui donnent l'aspect de la chair de poule ; elle exhale une énorme quantité de vapeur d'eau qui, par condensation, mouille le plan sur lequel elle repose. La pupille est fortement contractée.

La grenouille de comparaison est calme, se meut et respire normalement, ne mouille pas son plan, et se portait parfaitement bien après trois heures de séjour sous la cloche; ce qui écarte tout de suite les objections que l'on aurait pu faire à ce mode expérimental.

Après vingt-cinq minutes, on soulève la cloche pour interroger la motilité de l'animal cicuté, qui ne retire les pattes qu'incomplétement et avec des contractions fibrillaires, soit à l'extension ou au pincement, soit à la brûlure ; puis on continue les inhalations.

Après quarante minutes, on sort l'animal de la cloche ; il est tout à fait flasque, un peu amaigri et *moins coloré;* l'excitation des quatre membres et des narines ne provoque aucun mouvement réactionnel, excepté une contraction douteuse des flancs. On aperçoit à l'extérieur 22 pulsations du cœur à la minute, très-faibles. La circulation capillaire est régulière et fort ralentie dans la membrane interdigitale dont le réseau est néanmoins très-apparent. Les deux nerfs sciatiques mis à nu et isolés ne répondent ni à la pince électrique ni à la machine de Breton, tandis que les muscles y répondent. L'animal est abandonné au repos.

Après douze heures, corps mou et flaxide et immobilité absolue; pas de respiration ; pas de mouvements réactionnels à toutes les excitations des membres, des narines et de la conjonctive ; pupilles dilatées; 32 pulsations du cœur.

Deux jours après l'expérience, on trouve la grenouille rétablie, res-

La plus importante de ces influences de voisinage dues à l'imbibition facile de la grenouille, c'est celle qui s'exerce sur le cœur, de façon à le relâcher et même à en arrêter prématurément les contractions quand le poison a été appliqué dans une région peu éloignée de cet organe. Ceci pourrait devenir une cause d'erreur en faisant croire à une action élective de la cicutine sur le cœur. De là la nécessité de varier les points d'application du poison, et de pratiquer en particulier l'insertion aux membres et de préférence aux pattes à cause de leur plus grand éloignement du cœur. Quarante à soixante-dix minutes après le début de l'expérience, toute réaction de mouvement a disparu, soit que l'on excite l'animal par la piqûre ou la brûlure, soit qu'on le projette sur le dos. On n'excite pas da-

---

pirant, clignant et tournant autour de son baquet. On la met en liberté, elle commence par marcher, puis elle se met à sauter. Dix jours après l'expérience, la grenouille se porte aussi bien que si elle n'eût pas été cicutée; elle est même très-vive.

Chez cinq autres grenouilles soumises aux inhalations cicutées, les mêmes phénomènes se sont reproduits, ne variant que dans leur rapidité et leur intensité, qui était d'autant plus grande que la dose était plus forte et la température ambiante plus élevée. Toutes se rétablirent. Chez deux d'entre elles, le réseau capillaire de la membrane interdigitale pâlit et devient exsangue, fait qui concorde avec la décoloration de la peau due à l'excitation de la surface tégumentaire par les légères vapeurs cicutées. Enfin, le fait le plus digne d'attention, c'est que chez l'une de ces grenouilles à laquelle on avait coupé les doigts des deux membres droits pour l'exciter dans l'état léthargique, il se fit un suintement sanguin continu par les moignons, qui amena la mort de l'animal le sixième jour. Ce fait révèle un certain degré d'altération du sang; car chez d'autres grenouilles auxquelles nous fîmes des moignons par comparaison, nous n'observâmes rien de semblable. Les plaies des grenouilles cicutées ne se recouvrent pas non plus d'une lymphe plastique aussi visqueuse que celle des grenouilles de comparaison, et le travail de cicatrisation y est beaucoup moins avancé.

Expérience IV (du 20 novembre 1867)

Prouvant que l'acynésie résulte de la perte d'excitabilité des nerfs moteurs et non de celle de la moelle.

Dix heures, à une grenouille jaune, dont les deux bras sont fixés par des liens assez serrés, on pratique la ligature de l'artère iliaque gauche

vantage de contractions des muscles en irritant la moelle épinière ou les nerfs par la piqûre, la section ou l'électricité, et cependant les muscles répondent parfaitement à leur électrisation directe par la pince de Pulver-Mâcher. Donc la paralysie ne peut être attribuée qu'à la perte d'excitabilité des nerfs moteurs ou de ces nerfs et de la moelle, ce que nous allons bientôt déterminer.

Ces effets d'abolition des mouvements volontaires, respiratoires et réflexes sont mis en évidence par nos deux premières expériences et par la plupart de celles qui suivent. La deuxième montre, en outre, le retour de la motricité des nerfs après plusieurs heures.

2° L'administration de la cicutine en inhalations respiratoires détermine les mêmes phénomènes, mais avec une rapidité deux fois

---

sans perte de sang, et l'on constate que la circulation capillaire est nulle dans la membrane interdigitale correspondante et qu'elle se fait bien dans la membrane de l'autre patte. On insère alors une goutte de cicutine sous la peau de la partie supérieure du flanc droit, non loin de l'aisselle, dans une petite plaie un peu saignante. L'animal s'agite et crie ; il se fait par la plaie une petite hémorrhagie qui entraîne une partie du poison. Aussi, après cinq minutes on débarrasse cette plaie d'un caillot en gelée, et l'on y place une deuxième goutte de cicutine. La grenouille ne s'agite pas à cette nouvelle insertion, ce qui prouve l'insensibilité de la plaie. L'écoulement du sang redouble ; ce liquide est visqueux, d'un brun très-foncé, et soumis au microscope, il présente une altération des globules rouges consistant en ce que leur noyau est plus apparent, beaucoup plus volumineux et granuleux et la zone de protoplasma qui l'entoure très-étroite, finissant même par disparaître dans certains points.

Après quinze à vingt minutes, la grenouille est très-excitable, car elle tressaille au simple toucher de la peau, et elle tient la patte gauche (préservée) dans la flexion tonique et résistant fortement à l'extension. Au contraire, la patte droite (non préservée) se laisse étendre sans résistance et ne se retire qu'incomplétement ; la respiration des flancs est arrêtée ; il y a par instants comme des efforts de vomissements suivis de mouvements de déglutition ; la pupille est contractée. Après trente minutes, la patte non préservée reste étendue et ne présente que des contractions sur place de ses muscles quand on excite la peau, tandis qu'il y a une projection vigoureuse de la patte préservée et des mouvements des deux bras, surtout du gauche. Le corps forme un arc à concavité gauche, par suite du relâchement des muscles du côté droit

plus grande. Ainsi, la période d'agitation dure moins de cinq minutes, la respiration est arrêtée après dix minutes, et alors l'animal reste stupéfié dans une immobilité complète. Cependant, si on l'excite entre dix et vingt minutes, il fait pour échapper des efforts qui se traduisent en simples contractions fibrillaires des muscles. Après trente minutes d'inhalation dans une cloche de 250 centimètres cubes, avec 5 gouttes de cicutine, par une température de 12°, la paralysie est complète ; tout le corps de l'animal est flasque, il ne se produit aucun mouvement réactionnel aux divers genres d'excitations (projection sur le dos, piqûre, brûlure, etc.). Les nerfs ont alors perdu toute excitabilité, même à la machine de Breton, quoique les muscles soient restés irritables. Le seul mouvement qui persiste et ôte

---

où s'est faite l'insertion du poison. Dans la membrane interdigitale de la patte non préservée, les capillaires d'un petit calibre paraissent revenus sur eux-mêmes, et il n'y passe qu'un petit nombre de globules, tandis que les gros capillaires en sont remplis. Autour de la plaie, la peau présente une couleur d'un brun noir, d'aspect ecchymotique, et sur toute l'étendue des parties empoisonnées existe une teinte d'un brun oncé, qui contraste avec la couleur jaune claire de la patte préservée et des deux avant-bras qui présentent l'aspect de deux manchettes claires s'arrêtant au niveau des liens fixateurs. Ce phénomène ne peut être attribué qu'à la dilatation des vaisseaux capillaires ou à la couleur noire du sang qui y circule.

Après une heure la patte non préservée a perdu complétement la motilité, mais non la sensibilité ; car, si on l'excite, elle ne donne pas la moindre contraction, tandis qu'il s'en produit dans la patte préservée et dans les deux bras protégés, au moins en partie, par leurs liens, surtout dans le gauche (qui est du côté opposé à l'insertion). On met à nu le nerf sciatique de la patte non préservée, et, pendant toute l'opération, il y a une réaction de mouvement de la patte préservée ; en appliquant la pince électrique sur ce nerf, on a une décharge de mouvements dans les deux membres gauches (prouvant à la fois la persistance de la sensibilité du nerf intoxiqué et de l'excitabilité de la moelle), tandis qu'il ne se produit pas de contractions dans les muscles de cette patte droite empoisonnée, qui sont pourtant directement irritables. Il se fait, à de rares intervalles, des mouvements spontanés de la patte préservée, prouvant que l'action de l'encéphale persiste, au moins en partie, comme celle de la moelle et des nerfs sensitifs. Huit heures après l'empoisonnement, la patte réactif se contracte encore au simple

à cet état l'apparence d'une mort complète, c'est celui du cœur qui donne en moyenne vingt pulsations très-faibles par minute. Cependant toutes les grenouilles ainsi traitées sont sorties de leur léthargie; les mouvements respiratoires et ceux des membres ont reparu entre deux et vingt heures après l'acinésie; l'animal peut se déplacer en rampant dès le lendemain, mais il ne recommence guère à sauter que les jours suivants.

Nous avons même vu des grenouilles qui se sont rétablies après deux heures de séjour dans l'atmosphère cicuté, tandis que le retour à la vie est très-rare lorsqu'on applique le poison dans la bouche, dans l'œil et surtout par une plaie. Nous insisterons bientôt sur le parti que l'on pourrait tirer en pratique des inhalations cicutées,

---

toucher de la main gauche et à l'excitation beaucoup plus forte des deux membres droits (que l'on se rappelle être le côté de l'insertion). Donc à ce moment ultime de l'empoisonnement, la moelle et les nerfs sensitifs sont encore excitables, moins il est vrai dans les points voisins de l'application du poison; le nerf moteur seul est inexcitable.

Après douze heures, la patte préservée ne réagit plus à aucune excitation; mais elle est morte, car elle est roide dans la demi-flexion, et son nerf et ses muscles ne répondent plus à l'électricité. Il est même rare qu'une patte, anémiée par la ligature de son artère pour la soustraire à l'empoisonnement, puisse ainsi servir de réactif pendant près de douze heures.

Quant aux muscles des parties non préservées, ils se contractent par l'électricité, à la cuisse, aux deux bras, au flanc gauche, tandis qu'ils ne se contractent pas au flanc droit autour du point où a été faite l'insertion du poison. A l'ouverture de la poitrine on trouve le cœur volumineux, très-coloré, arrêté; mais après plusieurs excitations par déplacement, il donne quelques contractions faibles qui ont bientôt cessé, et qu'on ne parvient pas à réveiller par la pince électrique. A ce sujet, il ne faut pas oublier que l'insertion a été faite sur un point peu éloigné du cœur, et, par conséquent, que cet organe a pu, dans une certaine mesure, subir l'imbibition.

Cette expérience nous a démontré, entre autre chose, l'abolition par la cicutine de la motricité des nerfs. Les expériences V^e et VIe vont nous prouver que l'action de ce poison, comme celle du curare, porte sur les extrémités terminales des nerfs moteurs dans les muscles, et non sensiblement sur les troncs, au moins dans les premiers temps de l'empoisonnement.

quand nous en aurons montré l'innocuité sur les animaux à sang chaud, particulièrement sur les oiseaux, chez qui le danger des inhalations est si grand et les chances d'asphyxie si imminentes. Pour le moment, nous nous bornerons à renvoyer le lecteur à l'exp. III°, où sont exposés en détail les effets de ce mode expérimental.

II. MARCHE DU CICUTISME CHEZ LA GRENOUILLE PRÉPARÉE. — En présence de cette abolition complète de tout mouvement, soit volontaire, soit réflexe, on serait tenté d'admettre la perte d'activité des centres nerveux. Pour se convaincre qu'il n'en est rien, il suffit de soustraire une partie du corps à l'empoisonnement par la ligature de ses vaisseaux. (Expérience IV° et suivantes.) On voit alors qu'au moment où toutes les parties empoisonnées sont complétement paraly-

---

Expérience V (du 8 décembre 1867).

Pour prouver que ce sont les extrémités des nerfs moteurs qui sont atteintes par la cicutine.

A une forte grenouille jaune attachée par les deux bras, on pratique la section de la cuisse gauche à son tiers supérieur, moins le nerf, sans perte de sang, afin de préserver de l'empoisonnement la portion du membre placée au-dessous de la section.

A dix heures vingt minutes, insertion d'une goutte de cicutine dans une plaie de chaque aisselle, pour placer les deux côtés de l'animal dans les mêmes conditions.

Immédiatement, vive agitation et saignement des plaies, plus prononcé à droite (ce qui explique l'intensité moindre des phénomènes du cicútisme de ce côté dans la suite de l'observation).

Après cinq minutes, l'animal est déjà devenu tranquille et immobile, faisant des ruades également prononcées dans les deux pattes à la moindre excitation. La respiration est arrêtée, la gorge gonflée, les yeux rentrés et la peau des parties empoisonnées d'un brun foncé.

Après dix minutes, la patte droite intoxiquée est relâchée et ne se retire plus complétement à l'extension.

Après quinze minutes, secousses convulsives dans tout le corps plus prononcées dans la patte sectionnée, provoquées par le déplacement de la plaque de liége et par celui de l'animal.

Après vingt minutes, la patte non préservée ne se retire plus à l'excitation, et n'est que le siége de contractions sur place, tandis qu'il y a des mouvements énergiques dans la patte sectionnée.

Après quarante minutes, l'ébranlement produit par le passage d'une

lysées et que la respiration est arrêtée, la partie préservée continue à exécuter de temps en temps des mouvements *spontanés* et à répondre par des contractions énergiques à toutes les excitations.

Toutefois les mouvements spontanés sont déjà peu fréquents un quart d'heure après le début de l'empoisonnement, et nous ne les avons guère observés au-delà d'une heure, alors que les contractions réflexes sont encore très-accusées. D'ailleurs, dans bien des cas, il n'est pas possible d'affirmer qu'un mouvement isolé, d'apparence volontaire dans la partie préservée, n'est pas une réponse à une excitation non remarquée.

En effet, les mouvements réflexes de la partie du corps soustraite à l'intoxication présentent au début (pendant environ trente minutes)

---

voiture détermine des mouvements de la patte sectionnée, et de simples contractions fibrillaires dans les muscles de la patte intoxiquée (ce qui révèle une grande excitabilité de la moelle coexistant avec une grande paresse des nerfs moteurs des parties empoisonnées).

Après cinquante-cinq minutes, l'excitation des narines et celle de la patte sectionnée provoque un mouvement réactionnel intense dans cette patte préservée, une légère contraction des doigts dans la patte droite non préservée et des contractions dans le bras droit ainsi que du clignement des paupières, mais pas de réaction dans le bras gauche, du côté où la plaie cicutée saigna le moins : l'excitation des deux bras et de la patte droite ne provoque pas de mouvements réactionnels. Donc l'excitabilité de la moelle persiste très-bien à ce moment; la sensibilité n'est plus bien apparente qu'aux narines, et la motricité est presque éteinte dans toutes les parties empoisonnées; la patte sectionnée seule réagit vivement, et comme l'origine de son nerf sciatique reçoit du poison sur une longueur de plus de 1 centimètre, placée au-dessus de la section, et qu'il n'y a que ses extrémités qui n'en reçoivent pas, on est autorisé à en conclure avec Kolliker que ce sont les extrémités motrices des nerfs que paralyse la cicutine.

Après une heure trente minutes, il n'y a plus que l'excitation de la patte sectionnée et de la narine droite qui provoque des mouvements réactionnels, et cela dans la seule patte préservée par la section et un peu dans les paupières. Le sciatique droit, mis à nu et isolé, ne donne pas par la pince électrique de contraction dans les muscles de la patte correspondante qui sont pourtant excitables par l'électrisation directe, et il en est de même des autres nerfs des parties empoisonnées. La patte sectionnée seule se contracte soit à l'excitation de son nerf, soit au

une énergie qui s'élève parfois jusqu'au ton de la convulsion, et dans tous les cas ils persistent jusqu'à la fin de l'empoisonnement. Si dans quelques expériences les mouvements réflexes ont cessé plus tôt, c'est que la partie du corps qui servait de réactif avait alors perdu son activité (ce qui arrive très-vite dans un train postérieur préservé par la ligature des lombes moins les nerfs lombaires, et beaucoup moins vite dans une patte préservée par la ligature de l'iliaque); ou bien, c'est que la partie à laquelle on adressait l'excitation était devenue insensible par suite de son voisinage avec le point d'application du poison ou par le degré avancé de l'intoxication générale avec les fortes doses.

L'augmentation d'excitabilité de la moelle par le cicutisme chez les

---

simple toucher de la moelle avec le scalpel. Il est donc évident que la cicutine paralyse les nerfs moteurs dans leurs extrémités terminales, là où le filament axile n'est plus protégé par les gaînes nerveuses capables de retarder le contact du poison; et par conséquent la section de la cuisse gauche, moins le nerf, n'a été qu'un moyen de préserver les extrémités de celui-ci contre l'intoxication.

Cinq heures après le début de l'expérience, on reprend l'examen de la grenouille, et l'on trouve que le nerf sciatique de la patte sectionnée est seul excitable à l'électricité; que les muscles sont partout irritables, excepté au bras gauche et au flanc de ce côté où les phénomènes toxiques avaient été dominants, et où l'on trouve dans la plaie, du sang en caillots visqueux, brun verdâtre, et dont les globules sont altérés comme il a été dit. Le cœur est arrêté, volumineux et allongé en poire, très-coloré, mais se resserrant et pâlissant encore par l'application de la pince électrique; son tissu musculaire n'a donc pas totalement perdu l'irritabilité, quoique l'insertion de la cicutine ait été faite à peu de distance de lui, aux deux aisselles.

Expérience VI (du 12 décembre 1867).

Ligature de l'ischiatique au milieu de la cuisse pour préserver les extrémités motrices, comme dans l'expérience de Kolliker, et strychnisation de l'animal prouvant que la cicutine, comme le curare, paralyse les extrémités des nerfs dans les muscles, et accessoirement que c'est l'excitabilité de la moelle qu'exalte la strychnine et non la sensibilité périphérique.

Neuf heures quarante-cinq minutes, à une grenouille verte non attachée, on lie l'artère ischiatique gauche à la partie moyenne de la cuisse

grenouilles ne peut pas se constater sur l'animal dont on n'a soustrait aucune partie à l'empoisonnement, parce qu'alors l'agitation du début peut être attribuée tout entière à la douleur causée par le contact du poison, et que quelques minutes plus tard la parésie des nerfs moteurs les rend impropres à manifester l'exaltation du pouvoir excito-moteur des centres. Aussi avons-nous cru devoir rapporter ici deux expériences (VII° et VIII°) où le surcroît d'activité de la moelle ne se traduit pas seulement par la vivacité des mouvements réactionnels dans la partie du corps préservée, comme dans la plupart de nos autres expériences, mais bien par de l'*opisthotenos* et par des convulsions de la patte réactif répétées pendant toute la première demi-heure du cicutisme.

---

pour permettre l'empoisonnement par circulation de l'origine du nerf dans une grande longueur et y soustraire seulement ses extrémités terminales; et l'on insère une goutte de cicutine au flanc droit.

Au bout de quelques minutes, il se fait une hémorrhagie assez importante qui entraîne une partie du poison (ce qui va permettre d'observer les effets des faibles doses).

Après quinze minutes, la patte droite non-préservée tombe et reste étendue ne donnant que des contractions sur place des muscles à toutes les excitations, tandis que la patte gauche préservée exécute des mouvements énergiques qui permettent à l'animal de se déplacer et de tourner en s'appuyant sur elle. La respiration se fait, quoique ralentie, et les yeux ne sont pas rentrés comme avec les fortes doses.

Après deux heures, la grenouille respire encore; de temps en temps elle remue spontanément la patte gauche préservée qu'elle tient rapprochée du tronc dans la flexion tonique, et qu'elle y ramène quand on l'étend. Cette patte répond vivement à l'excitation de toutes les parties du corps (qui sont par conséquent restées sensibles), tandis que le bras droit (du côté de l'insertion) n'a pas de mouvement réactionnel, et qu'il en existe à peine dans les doigts et un peu plus dans le bras gauche et les paupières. La pupille est contractée; la circulation capillaire est très-diminuée et la membrane interdigitale presque exsangue.

Après trois heures, la patte gauche préservée donne seule la réaction de mouvement à l'excitation des trois autres membres, des narines et de la conjonctive; la contraction pupillaire est très-prononcée; il se fait des mouvements respiratoires de temps en temps, et il nous paraît très-important, au point de vue pratique, de constater qu'avec de fai-

Cette période d'exaltation spinale une fois passée, la moelle paraît conserver une excitabilité normale ou très-voisine de celle-ci, et qui ne s'affaiblit vers la fin que parallèlement à la production de l'olighénie due à la dépression de la circulation. Cette persistance ultime des propriétés de la moelle est mise hors de doute par toutes nos expériences et spécialement par les Ve et VIe, qui démontrent en même temps que ce sont les extrémités terminales des nerfs moteurs qui sont paralysées par la cicutine et non les cordons nerveux, au moins d'une manière sensible pendant la courte durée de l'empoisonnement.

Dans l'expérience V, nous avons pratiqué la section de la cuisse gauche de la grenouille, moins le nerf, de manière à soustraire à l'in-

---

bles doses on peut supprimer tous les autres mouvements avant d'abolir ceux de la respiration, car cela permettrait de donner prudemment et sûrement la cicutine comme médicament acinétique sans compromettre l'existence des sujets (que nous verrons succomber à l'asphyxie par arrêt des mouvements respiratoires). On injecte sous la peau du dos 5 milligrammes de sulfate de strychnine, et déjà après quatre minutes un choc accidentel détermine l'extension convulsive de la patte préservée et d'elle seule. A partir de ce moment toutes les excitations (les secousses, le bruit, le toucher de la peau, le moindre souffle sur le dos de l'animal) provoquent le tétanos de la patte préservée, et toujours d'elle seule ; et cela se reproduit pendant les quatre-vingts minutes où la grenouille reste en observation. La respiration s'arrête ; les yeux deviennent saillants ; la pupille reste très-resserrée.

Il faut remarquer que les excitations de la patte préservée y font naître des convulsions au moins aussi fortes que celles des autres parties du corps qui sont à la fois cicutinées et strychnisées. Or comme la sensibilité de la patte préservée a paru à peu près aussi amoindrie par une anémie de trois heures que l'était celles des autres parties par le cicutisme, il faut en conclure que la strychnine n'a pas réveillé d'une manière apparente la sensitivité des parties cicutées, et que ce n'est pas comme hypéresthésiant des nerfs qu'elle agit, mais bien en augmentant l'excitabilité de la moelle. Nous plaçons là cette remarque, parce que chez l'animal simplement strychnisé, et surtout chez des animaux dont on pratique la strychnisation quand leur sensibilité est déjà très-affaiblie par un empoisonnement, on est tout d'abord tenté de croire à un réveil de la sensitivité par la strychnine, tant les réactions sont vives aux moindres excitations. Cette illusion tend encore à

toxication les extrémités terminales de ce nerf dans les muscles, et à leur permettre de recevoir les incitations de la moelle, tandis que la moelle et le tronc d'origine du nerf recevraient le poison par la circulation.

Une heure et demie après l'insertion d'une goutte de cicutine à chaque aisselle, alors que toutes les parties empoisonnées sont immobiles et ne donnent de mouvements réactionnels à aucune excitation, que le nerf sciatique de la patte non préservée est absolument inexcitable, la patte sectionnée, au contraire, répond par des contractions aux excitations portées sur elle ou sur les parties empoisonnées. Il est donc évident que le cicutisme n'a pas détruit le pouvoir réflexe de la moelle ni l'excitabilité du nerf sciatique gauche à

---

se confirmer si pour obtenir la solution de la question on soustrait un membre à l'empoisonnement strychnique, afin d'en interroger la sensibilité comparativement à celles des parties strychnisées ; car alors l'excitation du membre préservé provoque des explosions de tétanos moins fortes que celles des parties strychnisées, ce que l'on attribuerait à l'exaltation de la sensibilité des parties empoisonnées, si l'on ne réfléchissait que la partie préservée est moins sensible qu'à l'état normal, à cause de l'interruption de sa circulation. Or le hasard de l'expérience actuelle nous a donné deux pattes d'une sensibilité à peu près égale avant la strychnisation de l'animal, et dont l'une devait rester soustraite à la strychnisation comme elle l'était au cicutisme, par la ligature de son artère. Nous pûmes ainsi constater que l'excitabilité sensitive des deux pattes resta à peu près égale après la strychnisation comme avant, car l'excitation de l'une et de l'autre déterminait des réactions convulsives d'égale intensité.

Pour revenir au résultat principal de cette expérience, elle démontre parfaitement que ce sont les extrémités motrices des nerfs qui sont d'abord paralysées par la cicutine, puisque par la ligature de l'artère ischiatique au milieu de la cuisse, l'origine du nerf sciatique subissait l'influence de la cicutine par la circulation et que les extrémités seules du nerf y étaient soustraites. Or, trois heures après le début de l'expérience, cette patte gauche préservée *seule* présenta les convulsions du strychnisme. Inutile d'ajouter que cette expérience prouve la persistance de l'excitabilité de la moelle chez la grenouille cicutée.

Les deux expériences suivantes sont particulièrement destinées à montrer que cette excitabilité est manifestement augmentée par le cicutisme.

son origine au-dessus de la section. Par conséquent ce sont bien les extrémités terminales des nerfs moteurs qui sont paralysées par la cicutine, comme l'a indiqué Kölliker.

Dans l'expérience VI, la moelle a été soumise à son réactif le plus sensible, à la strychnine, de manière à ne permettre aucun doute sur la persistance de son excitabilité et à faire voir nettement que ce sont les extrémités motrices des nerfs qui sont atteintes par la cicutine. Pour arriver à cette démonstration, on lie l'artère fémorale gauche à la partie moyenne de la cuisse, de façon encore à permettre l'intoxication du tronc d'origine du nerf sciatique dans une grande longueur et à ne préserver ainsi que ses extrémités. Trois heures après l'insertion d'une goutte de cicutine au flanc droit, la patte pré-

---

Expérience VII (du 30 octobre 1867).

Pour montrer le surcroît d'excitabilité de la moelle.

Neuf heures vingt-cinq minutes, à une petite grenouille dont l'artère iliaque gauche est liée et les deux bras attachés, on insère dans une plaie de l'aisselle droite deux gouttes de cicutine.

Après l'agitation défensive provoquée par la douleur de l'insertion, la grenouille tombe dans l'immobilité, mais elle tressaille vivement au moindre ébranlement de sa plaque de liége ou quand on la touche, puis redevient immobile et comme stupéfiée, ne respirant que par intervalle.

Après dix minutes, production d'une convulsion dans la patte gauche préservée au point que cette patte est relevée sur la tête; gonflement de la gorge, quelques respirations.

Après treize minutes, nouvelles convulsions de la patte réactif contrastant avec l'immobilité de l'autre patte dont les extrémités nerveuses motrices déjà affaiblies sont impropres à transmettre aux muscles l'excitation de la moelle. Aussi l'excès d'excitabilité de celle-ci passe-t-il inaperçu si l'on n'a pas eu une bonne patte réactif pour l'exprimer.

Après dix-sept minutes, il suffit de toucher la plaque de liége pour provoquer les convulsions de la patte préservée.

Après vingt minutes, les mouvements de la patte gauche préservée cessent d'être convulsifs; ils se produisent ainsi que ceux du bras gauche (que le lien protége en partie contre l'intoxication et qui est d'ailleurs du côté opposé à l'insertion), à la percussion sur la plaque, au simple toucher de l'un de ses deux membres gauches ou au pincement de la patte droite, mais non à celui de la main droite voisine du point

servée seule donnait des mouvements réactionnels à l'excitation des diverses parties de la grenouille. A ce moment l'animal est strychnisé, et les convulsions tétaniques éclatent après quatre minutes dans la patte préservée du cicutisme seule et elles s'y répètent aux moindres irritations pendant les quatre-vingt minutes que dure ensuite l'observation. Ce tétanos de la patte réactif ne peut laisser de doute sur la persistance des propriétés de la moelle et de l'excitabilité des troncs nerveux (ici l'origine du sciatique gauche), à cette période avancée du cicutisme. Or, comme d'autre part l'irritabilité des muscles persiste dans les parties empoisonnées, on est autorisé à conclure que ce sont les extrémités motrices des nerfs qui sont paralysées par la cicutine.

---

d'insertion. Ces diverses excitations ne déterminent aucune réaction de mouvement dans le bras droit (qui est dès lors paralysé du mouvement et de la sensibilité) et ne provoquent que des contractions fibrillaires dans la patte droite intoxiquée. La respiration est arrêtée.

Après trente minutes, le sciatique droit mis à nu et excité à la pince électrique ne donne qu'une faible contraction des gastro-cnémiens qui sont très-excitables à l'électrisation directe.

Après quarante minutes, les deux membres gauches se contractent au simple toucher de l'un d'eux ou de la piqûre des narines ou de l'écrasement de la patte droite ; les deux membres droits ne réagissent pas et le sciatique droit n'est plus excitable à la pince électrique. Un certain temps après les excitations il y a parfois des mouvements d'apparence spontanés des membres gauches. On ne voit pas les battements du cœur à l'extérieur, les capillaires sont congestionnés et se voient en plus grand nombre qu'avant l'expérience, toutes les parties empoisonnées de l'animal ont une couleur d'un brun noir qui contraste avec la couleur claire de la patte préservée et des bras en avant des liens qui les fixent.

Après une heure quinze minutes, mêmes réactions de mouvement, mais moins fortes aux mêmes excitations.

Après deux heures, l'excitation de la moelle ne donnant pas de mouvements dans la patte réactif, on soupçonne l'arrêt du cœur, que l'on constate à l'ouverture de la poitrine ; il est gros et distendu par du sang noir (cet arrêt résulte du voisinage de l'insertion, et en effet les battements étaient tellement affaiblis qu'on ne les voyait pas à l'extérieur). Les muscles du flanc droit, voisins de l'insertion, ne se contractent ni à la pince électrique ni à l'appareil de Breton ; ceux de la

Dès lors il nous paraît impossible de considérer la strychnine comme un antagoniste physiologique de la cicutine, puisque c'est sur la moelle que porte l'action excitatrice de la strychnine, tandis que la cicutine paralyse les nerfs moteurs et non la moelle, dont au contraire elle exalte le pouvoir réflexe au moins au début. Que pourrait, en effet, l'exagération par la strychnine du pouvoir excito-moteur de la moelle pour rétablir le mouvement à travers des nerfs paralysés par la cicutine? C'est à peu près comme si l'on prétendait rétablir par la strychnine les mouvements d'un membre dont on aurait coupé les nerfs.

L'antagonisme pratique ne paraît pas plus exister que le théorique, puisque la strychnisation de la grenouille de l'expérience VI°, loin de

---

cuisse droite ne se contractent plus à la pince, mais encore un peu à l'appareil de Breton ; le cœur se contracte faiblement même à la pince électrique.

Expérience VIII (du 2 novembre 1867).

Pour prouver l'excitabilité accrue de la moelle, l'abolition locale de la sensibilité au voisinage de l'insertion et la dilatation de la veine au fond de la plaie.

Neuf heures quarante-cinq minutes, à une forte grenouille attachée par les deux bras, on lie l'artère iliaque gauche, et l'on insère une goutte de cicutine dans une plaie de l'aisselle droite.

Après quelques minutes il y a de petits mouvements convulsifs dans les pattes, beaucoup plus prononcés dans la gauche préservée ; la respiration est irrégulière et convulsive.

La plaie étant le siége d'une hémorrhagie assez forte qui peut entraîner une partie du poison, on y insère une seconde goutte.

Après dix minutes on débarrasse la plaie du sang visqueux, et l'on aperçoit au fond la veine dont le volume est plus que doublé ; on y insère une troisième goutte de cicutine.

L'animal est très-excitable, et vingt minutes après le début de l'expérience il présente un accès d'opisthotonos ; la respiration est toujours irrégulière et convulsive, les pupilles sont contractées (tous phénomènes qui traduisent nettement la surexcitabilité de la moelle).

Après trente minutes, le moindre toucher de la patte gauche préservée ou de la main du même côté en partie préservée par le lien, provoque des contractions convulsives de la patte préservée, et même l'extension convulsive de la patte non préservée qui ne peut cependant la rappeler au mouvement et à la vie a tout à fait aboli chez elle les rares mouvements respiratoires qu'avait laissés subsister le cicutisme.

La condition indispensable pour que la strychnisation pût être utile, ce serait que la paralysie des nerfs moteurs ne fût pas totalement consommée. En effet, il ne répugne pas à l'esprit d'admettre la possibilité d'entretenir des mouvements importants à la vie, tels que ceux de la respiration en donnant à la moelle au moyen de la strychnine le pouvoir d'exciter plus fortement les nerfs devenus paresseux ou moins conducteurs par le cicutisme ou autrement. Mais la clinique ne l'a pas encore démontré, et l'eût-elle fait qu'il y aurait là une question de mesure extrêmement délicate dans l'application pour ne pas dépasser la dose antagoniste.

---

pas se retirer dans la flexion tonique malgré des efforts qui se traduisent en tremblements fibrillaires. Il faut une excitation plus vive de cette patte non préservée pour provoquer les contractions convulsives de la patte réactif, aucune excitation du bras droit, voisin du point d'insertion de la cicutine, ne provoque de réaction de mouvement, et par conséquent ce bras est complétement insensible. Il se fait encore quelques respirations irrégulières; on ne voit pas les battements du cœur à l'extérieur, le réseau capillaire dans la membrane interdigitale est un peu congestionné ou du moins plus apparent, et la peau de toutes les parties empoisonnées offre une couleur d'un brun noir foncé.

Le reste de l'empoisonnement est soumis à la marche habituelle. Ainsi, quarante-cinq minutes après le début de l'expérience, la grenouille est dans une immobilité complète, arquée sur le côté gauche par suite du relâchement des musces du côté opposé où le poison a été appliqué, avec relâchement et plus tard paralysie complète des deux membres droits, cessation de la respiration.

Les réactions de mouvement des deux membres gauches ont cessé d'être convulsives, et sont provoquées par toutes les excitations autres que celles du bras droit jusqu'au moment où le cœur s'arrête (après plusieurs heures).

Expérience IX (du 21 novembre 1867).

Prouvant l'abolition de la sensibilité par trois modes (directement, par imbibition de voisinage et par diffusion circulatoire). — Unité de propriétés des nerfs sensitifs et moteurs.

Dix heures dix minutes, à une forte grenouille jaune dont on a lié l'artère iliaque droite et fixé le bras du même côté par un lien serré, on

Il nous paraît moins difficile de faire de la cicutine un antagoniste pratique de la strychnine et surtout de l'appliquer au traitement du tétanos et des autres maladies spasmodiques. En effet, on discute encore pour savoir si l'animal strychnisé meurt du fait de l'empoisonnement, ou bien de l'épuisement par les convulsions, ou enfin des troubles fonctionnels qui en résultent, tels que la suspension de la respiration. Or en parésiant les nerfs par la cicutine, la nicotine, le curare, etc., ne parviendrait-on pas à réduire les mouvements excessifs qui tuent par épuisement ou par asphyxie? Notons cependant que Pereira vit mourir plus vite les animaux strychnisés dont la cicutine avait arrêté les convulsions; mais rien ne nous dit que la dose antagoniste n'avait pas été dépassée.

---

place deux gouttes de cicutine au fond de la bouche, et l'animal en crache une forte partie avec du mucus visqueux où baigne le bras attaché.

Après cinq minutes, on insère une goutte de cicutine dans une plaie de l'aisselle gauche.

Au bout de dix minutes, la patte gauche non préservée est déjà relâchée; mais il suffit de la toucher pour exciter une réaction de mouvement très-vive et même avec un peu de roideur convulsive dans la patte droite préservée.

Dix minutes plus tard, la respiration est arrêtée. On place deux nouvelles gouttes de cicutine dans la plaie de l'aisselle gauche, dont on retire une petite masse de sang en gelée noire.

Cinq minutes plus tard (vingt-cinq minutes après le début de l'expérience), la motricité est abolie dans la patte non préservée, mais la sensitivité y existe encore ainsi que dans le bras du même côté, car leur pincement fait retirer la patte réactif.

Au contraire, l'avant-bras droit est insensible au pincement de la peau et à la section d'un doigt (parce que ce membre baigne dans la salive cicutée rejetée par l'animal). Les yeux sont durs et saillants, insensibles ainsi que les narines (à cause du voisinage du point d'application du poison dans la bouche).

Cinquante minutes après le début de l'expérience, l'excitation des deux membres gauches détermine encore des mouvements de la patte réactif, et il en est de même de la dissection du sciatique gauche et de son électrisation, qui ne donne pas de contractions dans la patte correspondante; par conséquent la motricité est bien abolie dans les membres gauches, mais la sensibilité y persiste, au moins en partie.

Une deuxième voie nous est offerte pour arriver aux mêmes résultats pratiques, c'est l'emploi des anesthésiques qui ne sont pas plus des antagonistes directs de la strychnine et de la convulsibilité que les acinétiques, mais qui arrivent comme eux à rendre les effets moins dangereux en amortissant les impressions qui sollicitent la moelle exaltée.

Les véritables antagonistes de la strychnine sont ceux qui amoindrissent l'excitabilité de la moelle. Or le bromure de potassium possède cette propriété en même temps que celle d'affaiblir la motricité et la sensitivité des nerfs à un haut degré, sans compter même qu'il affaiblit l'irritabilité musculaire et modère la circulation capillaire de manière à olighémier la moelle.

Quant au bras droit, jusque-là fixé par un lien serré sur la plaque de liége, il donne lieu à une remarque intéressante : on a vu que son excitation-ne provoque pas de mouvements réactionnels dans la patte préservée. Or son insensibilité n'est que superficielle, car la dissection du tissu cellulaire qui entoure son nerf provoque la contraction de la patte réactif et aussi celle des muscles de ce bras droit. Cette conservation de la sensibilité et de la motricité du cordon nerveux coïncidant avec l'insensibilité complète de la peau et des doigts de ce membre, s'explique par le contact de la salive cicutée avec sa surface seulement, la constriction du lien s'opposant à la circulation et par conséquent à l'absorption dans cette partie. D'où il faut conclure que la cicutine peut paralyser les extrémités nerveuses sensitives lorsque les conditions sont favorables, comme ici sur la peau mouillée par la salive cicutée. Si les nerfs sensitifs résistent mieux que les extrémités motrices à l'action paralysante de la cicutine diffusée par la circulation, c'est sans doute parce que leur filament axile n'est pas plus facilement atteint que celui des nerfs moteurs dans les points où celui-ci est pourvu de sa double gaîne, bien moins que par une action spécifique et exclusive de la cicutine sur les nerfs moteurs. Ceci tendrait à faire prévaloir l'opinion de M. Vulpian, c'est-à-dire à considérer la sensitivité et la motricité comme des fonctions différentes des deux ordres de nerfs dépendant de leur connexion, mais subordonnées à une propriété unique de l'élément nerveux, *la neurilité*.

En effet, la suite de l'observation va nous montrer la sensibilité s'abolissant partout par la cicutine.

Une heure vingt minutes après l'empoisonnement, on observe à différentes reprises des mouvements spontanés de la patte droite préservée.

Aussi nous ne voyons pas dans toute la matière médicale un seul agent qui promette autant contre le tétanos, et qui ait donné des preuves aussi décisives d'efficacité dans le traitement des maladies convulsives (1).

B. — Influence de la cicutine sur la sensibilité.

1° Dans les expériences qui précèdent, on a pu croire que la cicutine est sans action sur les nerfs sensitifs, puisque l'excitation adressée à une partie empoisonnée a *généralement* provoqué des mouvements réactionnels dans une partie préservée. Cependant il en est tout autrement, et les expériences IX° et X° démontrent, avec la plu-

---

Elle réagit aussi à l'excitation énergique de la patte gauche non préservée et à l'irritation profonde du bras droit, mais non à l'excitation du bras gauche voisin du lieu de l'insertion (dont la sensibilité est détruite par imbibition de voisinage).

Quatre heures après le début de l'expérience, la patte préservée ne réagit plus à l'excitation d'aucune partie, et cependant son nerf et ses muscles sont parfaitement excitables à la pince électrique ; il faut donc que la moelle ait perdu son excitabilité ou que la sensitivité périphérique soit éteinte. Pour juger la question on découvre la moelle, et non-seulement à la pince électrique, mais même au moindre toucher elle détermine des contractions de la patte réactif ; c'est donc à la perte de sensibilité qu'était dû le défaut de réaction. Dès lors cette expérience nous offre trois modes d'extinction de la sensibilité : le premier dans la surface du bras droit (doigts et peau) par le contact direct de la salive cicutée ; le second par voisinage du point d'application (narines et yeux par application dans la bouche, bras gauche par insertion à l'aisselle); enfin le troisième mode d'insensibilisation est celui qui a lieu dans toutes les parties empoisonnées par la diffusion circulatoire, ne se produisant qu'avec de fortes doses de cicutine et à la période ultime de l'empoisonnement, mais autorisant à penser qu'avec de moins fortes doses et à une période moins avancée il se produit un amoindrissement plus ou moins marqué de la sensibilité, comme nous l'avons observé.

A ce moment les muscles de la grenouille sont irritables à la pince électrique excepté au bras gauche et au flanc du même côté où a été

(1) Depuis la rédaction de ce travail, plusieurs cas de tétanos et d'éclampsies ont été traités par le bromure de potassium.

part de celles que nous avons déjà rapportées, que la sensibilité peut être affaiblie et même totalement abolie dans trois conditions que nous trouvons réunies dans la IXe expérience. On y voit, en effet, en premier lieu l'anesthésie limitée aux doigts et à la peau du bras droit par le contact direct du mucus buccal légèrement cicuté qui les recouvre. En second lieu on constate, comme cela s'est vu dans la plupart de nos expériences, l'insensibilité par voisinage du point d'application de la cicutine, ainsi au bras gauche par suite de l'insertion à l'aisselle, aux narines et aux yeux par suite d'application dans la bouche. Enfin un troisième mode d'insensibilisation est celui qui apparaît dans toute l'économie, mais seulement à la fin de l'empoisonnement, et, en général, avec de fortes doses. Ce mode est démontré

---

appliquée la plus forte proportion du poison. A l'ouverture du thorax on trouve le cœur volumineux, se contractant encore, mais ne chassant plus le sang : la circulation capillaire est nulle dans la membrane interdigitale, et le réseau vasculaire y est, sinon congestionné, au moins très-apparent.

Expérience X (du 9 janvier 1868, par un froid extrême).

Pour prouver l'insensibilité locale et de voisinage.

On lie l'artère illiaque gauche d'une grenouille chez laquelle la circulation des membranes interdigitales droites est à peu près nulle, ce qui explique la lenteur de l'empoisonnement et son peu d'intensité malgré de très-fortes doses.

A neuf heures trente minutes, on insère 2 gouttes de cicutine sous la peau de l'aiselle droite, et comme les phénomènes d'intoxication n'apparaissent pas, on en insère deux nouvelles gouttes en bas du flanc droit une demi-heure plus tard.

La grenouille devient tranquille et immobile, sa respiration se fait par intervalles ; sa pupille est contractée, il apparaît quelques vaisseaux dans la membrane interdigitale qui ne se voyait pas avant le cicutisme. Cependant, deux heures quinze minutes après le début de l'expérience, il se fait encore par intervalles des mouvements respiratoires et des mouvements spontanés de la patte préservée : la patte non préservée elle-même se contracte encore à son excitation qui donne en même temps une réaction de mouvements dans les trois autres membres. La paralysie est donc très-incomplète et beaucoup plus lente à apparaître que dans les autres expériences, ce qui ne peut être attribué qu'au défaut de circulation par le froid.

par ce fait que les irritations portées sur les parties cicutées de l'animal sont impuissantes à éveiller les mouvements réactionnels des parties préservées, lors même qu'on a exalté le pouvoir réflexe de la moelle par la strychnisation, comme dans la X⁰ expérience. Celle-ci nous démontre, en outre, qu'une partie dont l'excitation ne provoquait pas de réaction avant l'empoisonnement strychnique ni à son début, avait conservé assez de sensibilité pour qu'au summum d'intensité du strychnisme une violente excitation portée sur elle ait pu faire naître la convulsion réflexe. Il ne faudrait pas se hâter de tirer de cette observation la conclusion que la strychnine réveille la sensibilité; c'est le pouvoir réactionnel de la moelle qui est augmenté au point qu'une impression, avant cela inefficace, est devenue suffi-

---

Six heures quarante-cinq minutes après le début de l'expérience, la patte préservée ne se contracte plus que quand on la pince ou qu'on excite les narines, mais non à l'excitation des trois autres membres dont par conséquent la sensibilité est abolie ou très-affaiblie par le cicutisme, tandis que l'excitabilité de la moelle persiste puisque l'excitation des narines réagit sur la patte préservée.

On injecte au flanc gauche de la grenouille 2 milligrammes de sulfate de strychnine, et trois minutes après on obtient des convulsions dans la patte réactif *seule* en la touchant ou en excitant les narines, mais on n'en provoque pas par la piqûre et la brûlure des trois autres membres, qui par conséquent sont bien insensibles. Néanmoins dix minutes plus tard, au plus fort du strychnisme, alors que le plus léger contact sur la patte préservée en fait éclater les convulsions tétaniques, le broiement de la patte non préservée détermine une secousse de la patte réactif. Encore cette secousse pourrait-elle être due à un ébranlement imperceptible de l'animal, car le moindre mouvement imprimé à sa plaque de liége provoque des convulsions de la patte réactif.

Sept heures trente minutes après le début de l'expérience, on ouvre l'animal et l'on trouve le cœur battant encore faiblement. Il bat encore une heure plus tard, et à ce moment l'excitation de la moelle fait parfaitement contracter la patte réactif.

Cette expérience montre donc, outre la lenteur de l'empoisonnement par le froid et la paralysie des extrémités motrices des nerfs, elle montre l'affaissement et même la destruction de la sensibilité à une période avancée de cicutisme, en même temps que la conservation ultime de l'excitabilité de la moelle, qui ne paraît guère s'abolir avant l'arrêt du cœur.

sante pour le mettre en jeu. En effet, dans la VIe expérience, où la sensibilité d'une patte non préservée était affaiblie par le cicutisme au même degré que celle de la patte préservée (par l'anémie), la strychnisation de l'animal ne rendit pas la patte non préservée plus sensible que l'autre ; car l'excitation de chacune d'elles donnait lieu à des mouvements convulsifs d'égale intensité.

Quoi qu'il en soit du mode d'action de la strychnine que nous devions discuter incidemment parce qu'elle est le réactif de la moelle, et, par suite, celui des nerfs sensitifs dans certaines occcasions, il est incontestable, d'après nos expériences, que le cicutisme atteint la sensibilité surtout et de très-bonne heure au voisinage des points d'application du poison, et que la médication analgésique locale peut

---

D'autres expériences nous montrent l'excitabilité de la moelle notablement augmentée au début et avec les fortes doses. Si donc la paralysie des nerfs moteurs est le résultat le plus apparent du cicutisme, celui qui s'impose tout d'abord à l'expérimentateur par sa précocité et sa netteté, il n'est pas le seul phénomène de cet empoisonnement, et il importe de tenir compte du surcroît d'excitabilité de la moelle au début et de la parésie de sensibilité de la fin et qui même est très-précoce au voisinage du point intoxiqué, pour arriver à interpréter sainement certains symptômes en apparence contradictoires du cicutisme (myosis et mydriase, etc.) et certains résultats thérapeutiques.

Expérience XI (du 1er décombre 1867).

Pour prouver la persistance de l'action du cœur et une certaine anémie des capillaires par les petites doses ; la contraction puis la dilatation de la pupille ; le fait curieux d'un retour de sensibilité et de mouvement au bras voisin de l'insertion qui avait été paralysé après un quart-d'heure. D'ailleurs les symptômes du cicutisme y sont très-complets.

1° Perte de motricité des nerfs après un peu d'excitabilité de début.

2° Parésie et paralysie tout à fait ultimes de la sensibilité (alors que le cœur battait encore vingt-deux fois et partant que la circulation se faisait).

3° Persistance au moins partielle de l'excitabilité de la moelle jusqu'à la fin.

4° Affaiblissement manifeste de l'irritabilité musculaire.

5° Cœur *ultimum moriens*.

bénéficier très-heureusement de cette propriété des préparations cicutées. La sensibilité générale n'est abolie, il est vrai, qu'avec de
fortes doses et à la fin de l'empoisonnement, mais on a vu qu'elle
est affaiblie à une période moins avancée et avec des doses plus faibles, puisque, malgré l'excitabilité accrue de la moelle, on ne provoque par les irritations portées sur les parties cicutées que des
mouvements réactionnels de peu d'intensité dans les parties soustraites à l'empoisonnement. On conçoit donc que le thérapeutiste
puisse, au moins secondairement, utiliser la diminution de sensibilité par les préparations cicutées ; mais il est impossible de subordonner à ce fait l'interprétation des principaux résultats cliniques
de la ciguë.

Onze heures dix minutes, on insère une goutte de cicutine sous la
peau de l'aisselle gauche à une grenouille jaune préparée par la ligature de l'artère iliaque gauche, la circulation se faisant bien dans les
membranes interdigitales droites.

L'animal s'agite et tente de s'échapper, mais mis en liberté après
deux minutes, il saute moins énergiquement et tombe bientôt dans le
calme et l'immobilité, respirant et clignant à d'assez longs intervalles.
Il s'écoule de la plaie un sang noir et visqueux.

Après dix minutes, l'animal est très-excitable à toutes les irritations,
excepté à celles portées sur le bras gauche qui est complétement paralysé de la sensibilité et du mouvement (par voisinage du point d'insertion).

Vingt minutes après le début de l'expérience, la grenouille est immobile comme une masse inerte ; elle ne respire plus ; elle a la gorge
gonflée, les paupières immobiles et les yeux un peu rentrés, les pupilles *contractées* et la couleur de la peau plus foncée. Le réseau capillaire de la membrane interdigitale est pâle.

Après trente minutes, le bras gauche est toujours privé de sensibilité et de mouvement ; l'excitation de tout autre point fait naître des
contractions dans les trois autres membres et dans le flanc droit (côté
opposé à l'insertion).

Une heure quarante minutes après l'insertion, la patte réactif se
contracte à l'excitation de toutes les parties, y compris le bras gauche,
qui a par conséquent recouvré la sensibilité et même une certaine
motricité, car chaque bras se contracte isolément quand on l'excite,
et la patte non préservée seule est totalement privée de réaction.

Trois heures quarante après le début de l'expérience, la patte réac-

En étudiant la marche du cicutisme en ce qui concerne le mouvement nous avons constaté dans les expériences ii* et iii* que les nerfs moteurs complétement paralysés peuvent recouvrer leur excitabilité et qu'alors l'animal sort de sa léthargie : c'est la période de retour. La même observation peut être faite sur les nerfs sensitifs. Ainsi dans l'expérience XII° nous voyons le bras gauche, complétement anesthésié au début par son voisinage du point d'insertion, faire retour à la sensibilité un peu plus tard, sans doute parce que l'absorption en a exporté l'excès de cicutine. Mais à la période ultime de l'empoisonnement, ce bras gauche redevient insensible en même temps que toutes les autres parties par la diffusion uniforme du poison.

---

tif seule se contracte à l'excitation de toutes les parties. Le sciatique de l'autre patte, soumis à l'électrisation, donne des contractions dans la patte réactif, mais non dans la patte correspondante dont les muscles sont peu irritables à la pince électrique, mais très-bien à la machine de Breton. La pupille est maintenant *dilatée;* la circulation capillaire est très-diminuée dans la membrane qui est presque exsangue.

Six heures dix minutes après l'insertion du poison, on obtient encore de faibles contractions réactionnelles dans la patte gauche préservée à l'excitation des yeux, des narines et des deux bras, mais non à celle de la patte non préservée.

Vingt minutes plus tard, l'excitation des bras ne donne plus de contractions que dans le pied de la patte réactif; on en obtient de très-faibles à l'écrasement des narines, à une première électrisation du sciatique de l'autre patte, et d'un peu plus fortes à l'excitation de la moelle. On n'obtient pas de contractions dans les trois autres membres empoisonnés à l'électrisation de leur nerf par l'apparoil de Breton; du reste leurs muscles sont peu excitables à la pince électrique, et ils se contractent très-bien à la machine de Breton. A l'ouverture du thorax on trouve le cœur battant vingt-deux fois par minute, ayant son volume et sa coloration normales; il est donc l'*ultimum moriens.*

EXPÉRIENCE XII (du 15 septembre 1868).

Pour étudier les changements de la pupille et l'action sur le cœur.

Dix heures, insertion d'une goutte de cicutine dans une petite plaie de la partie inférieure de chaque cuisse d'une grenouille non préparée attachée par le bras gauche.

Au bout de quinze minutes, la contraction des pupilles est très-ma-

Il n'est pas sans intérêt de remarquer que la sensibilité est plus fortement atteinte à la peau, et qu'elle persiste plus longtemps à la conjonctive et surtout aux narines, quand ces parties n'ont pas été prématurément anesthésiées par le voisinage du point d'application du poison. Ceci peut dépendre de la concentration de la cicutine sur la peau par voie d'élimination et servir à expliquer en partie ses succès dans les actes morbides de la surface tégumentaire.

2° En ce qui concerne la sensibilité spéciale, elle nous a paru peu influencée. La vue persiste aussi longtemps et peut-être plus que la volonté, car une heure ou deux après le début de l'intoxication, alors que les mouvements spontanés sont très-rares, on provoque du clignement en passant un objet devant les yeux, et quant le cli-

---

nifeste et la grenouille réagit à toutes les excitations beaucoup plus vivement qu'avant l'insertion.

A onze heures, insertion de 2 nouvelles gouttes de cicutine un peu au-dessous de la partie moyenne des cuisses; nouvelle excitation avec un resserrement plus marqué de la pupille.

A une heure, la grenouille a tout le corps mou et flaccide, amaigri et plus foncé surtout aux membres postérieurs; elle ne réagit à aucune excitation, si ce n'est qu'à la piqûre des narines il se produit des contractions dans le bras gauche qui est resté lié jusqu'à présent, et qu'en la retournant sur le dos pour examiner le cœur, on provoque des mouvements de ce bras gauche et quelques mouvements de déglutition qui cessent bientôt. La paupière inférieure paralysée tombe sur l'œil par ce changement de position; les pupilles sont alors dilatées après être repassées par leur dimension normale pendant l'heure qui a précédé. On a beaucoup de peine à apercevoir les battements du cœur, dont on compte vingt-cinq par minute.

A deux heures (après quatre heures d'expérience), les battements du cœur sont si faibles qu'on ne peut plus les compter; le bras gauche se contracte encore à la piqûre des narines et un peu moins à celle de la cornée, qui ne donne que des contractions faibles des doigts.

A cinq heures (sept heures après la première insertion), l'animal paraît complétement mort, et le bras gauche lui-même ne réagit à aucune excitation. On ne voit plus les battements du cœur à l'extérieur. A l'ouverture on trouve l'organe ayant son volume normal avec des marbrures brunes battant seize fois par minute.

A six heures, le cœur découvert bat encore treize fois par minute, il se dessèche comme le reste de l'animal.

gnement n'existe plus, cela dépend de la paralysie des nerfs moteurs des paupières.

Les variations de la pupille se sont faites en tous sens ; tantôt nous la voyons resserrée, ailleurs elle est dilatée, et dans quelques circonstances son diamètre ne paraît pas changé. Il faudrait bien se garder d'en conclure que l'action de la cicutine sur la pupille est tantôt nulle, tantôt produite en deux sens inverses. En comparant nos expériences, nous avons reconnu que la contraction de la pupille existe, au début, parallèlement aux phénomènes convulsifs et au surcroit d'excitabilité des centres nerveux dont elle n'est que l'expression, puisque le nerf oculo-moteur commun fait contracter le sphincter pupillaire. A mesure que s'efface la période de convulsi-

---

A dix heures (après douze heures), le cœur était arrêté. Il est donc établi par ce fait que le cœur meurt le dernier.

Exp. XIII (du 13 novembre 1867).

Pour démontrer l'effacement des capillaires et la persistance de l'activité du cœur et des muscles.

A onze heures dix minutes, à une grenouille préparée par la ligature de l'artère iliaque gauche, on insère, dans une petite plaie non saignante de l'aine droite, une goutte de cicutine : agitation et cris, resserrement et fermeture de la plaie, et après quatre minutes saignement abondant.

Après sept minutes, on enlève de la plaie le caillot de sang visqueux et noir et l'on place une seconde goutte de cicutine sans provoquer de signes de douleur (la plaie est donc insensible).

Trois minutes plus tard, le pourtour de la plaie est coloré en noir ; la patte droite non préservée est flasque et ne se retire qu'incomplétement à l'extension et à la piqûre, mais ces excitations font naître de vives réactions dans tout le reste du corps.

Vingt-cinq minutes après le début de l'expérience, la patte non préservée n'est plus que le siége de contractions fibrillaires quand on l'excite ; les mouvements respiratoires n'ont plus lieu qu'au moment de ces excitations ; la circulation capillaire est arrêtée et exsangue dans la membrane interdigitale.

Après une heure dix minutes, la patte non préservée est tout à fait paralysée ; l'excitation de son nerf sciatique par l'électricité et la section n'y fait pas naître de contractions, mais en provoque dans la patte préservée (par conséquent ce nerf a perdu sa motricité et conservé sa sensibilité).

bilité, la pupille revient à son diamètre primitif, soit parce que le centre nerveux n'envoie plus une aussi forte excitation au constricteur pupillaire, soit plutôt parce que les extrémités motrices de la troisième paire sont déjà moins conductrices comme celles des autres nerfs encéphalo-rachidiens; enfin la mydriase ne se produit qu'à la fin du cicutisme et avec les fortes doses capables de paralyser tous les nerfs moteurs, et l'on a vu que ceux qui se rendent à la tête sont atteints les derniers. Les oscillations de la pupille ne sont donc que la double expression symptomatique de la surexcitabilité des centres nerveux au début et de la paralysie des extrémités de la troisième paire à une période plus avancée. Au moment même où le diamètre de la pupille paraît normal, on peut constater que son sphincter est néanmoins en voie de paralysie à ce que la pupille ne se resserre pas sous l'influence d'une vive lumière qui agit fortement sur la pupille d'une grenouille saine de comparaison.

Ces résultats se dégagent nettement des expériences XIe et XIIe, et de toutes celles où les phénomènes oculo-pupillaires ont été constatés.

II. — Action de la cicutine sur l'appareil circulatoire.

I. — L'action du cœur est notablement déprimée; ses battements diminuent à la fois de fréquence et d'intensité.

Au moment où s'arrêtent les mouvements respiratoires, le cœur de la grenouille bat, en moyenne, 30 à 35 fois par minute, et il descend à 20 ou 22 pulsations à l'époque où l'acinésie devient complète, c'est-à-dire trente à quatre-vingts minutes après le début de l'empoisonnement. La force des contractions du cœur diminue parallèlement à leur fréquence, au point que c'est à peine si l'on peut compter les pulsations à l'extérieur à une époque encore peu avancée de l'empoisonnement. Chez les grenouilles qui se rétablissent, le ralentissement persiste à peu près au même degré tant que dure la paralysie, mais il est de moins en moins prononcé à partir du

---

Douze heures après l'empoisonnement, on reprend la grenouille qui paraît morte, mais à l'ouverture du thorax on trouve le cœur non volumineux et battant très-bien. Les muscles ont conservé partout leur irritabilité, même à la patte droite, au voisinage du point d'insertion (c'est là le fait des petites doses).

moment où il se fait quelques mouvements respiratoires et il cesse d'exister vers le deuxième jour (à l'époque du rétablissement complet). Chez les grenouilles qui succombent les battements du cœur continuent à se ralentir et à s'affaiblir pour ne s'arrêter qu'après la mort de toutes les autres parties (quatre à douze heures après l'application de la cicutine). Le cœur offre le plus souvent son volume normal et une coloration un peu plus foncée due à des marbrures brunes. C'est ce qui arrive quand la cicutine a été appliquée aux membres, assez loin du cœur pour éviter sûrement toute trace d'imbibition de son tissu par le poison (Exp. XIIIe, etc.). Au contraire dans les cas où la cicutine a été insérée au tronc, dans une région plus ou moins rapprochée du cœur, cet organe s'est toujours arrêté prématurément (après deux à cinq heures en cas d'insertion au flanc), et alors il était volumineux, flasque et très-coloré, peu ou pas irritable comme les muscles du tronc avoisinant le point d'insertion. C'est dans ces cas que les battements du cœur avaient cessé d'être visibles à l'extérieur dès les premiers instants de l'expérience.

II. — La circulation capillaire a été amoindrie comme la circulation centrale. Tantôt et le plus souvent le réseau capillaire était peu apparent et presque exsangue, ce qui s'est vu particulièrement au début et avec les petites doses (expériences IVe, VIIIe et XIe). Tantôt les vaisseaux capillaires ont paru plus nombreux et congestionnés, ce qui ne s'observait guère qu'à la fin et avec les fortes doses ou en cas d'affaiblissement du cœur par imbibition de voisinage. Encore est-il possible que l'apparence congestive ait été due dans beaucoup de cas à la coloration très-foncée du sang qu'y rendait plus visible le réseau capillaire, le faisait paraître plus riche et même hyperémié. On a vu en effet que la peau offrait, sur toutes les portions empoisonnées de la grenouille, une coloration d'un brun noir foncé qui tranchait sur la teinte claire des parties préservées de l'empoisonnement. Ce phénomène s'explique très-bien par l'altération du sang, telle que nous l'avons décrite, et il est en petit ce que sont les taches brunes, d'aspect ecchymotique, qui se produisent en quelques minutes autour de la plaie d'insertion, et il suffirait pour accuser dans le sang de tout l'appareil circulatoire une altération de même nature que celle qui est révélée par le microscope dans le sang des vaisseaux avoisinant le point d'application du poison. Il est certain que la couleur foncée communiquée aux organes par ce sang altéré a fait croire plus d'une fois à des congestions viscérales qui n'existaient pas.

Le phénomène le plus constant que nous a présenté la circulation capillaire des grenouilles, c'est un ralentissement qui est déjà très-marqué au moment où s'arrêtent les mouvements respiratoires et où le cœur bat environ trente pulsations. Cette lenteur du cours du sang va en augmentant jusqu'à son arrêt complet d'abord dans un certain nombre de petits capillaires, puis dans la totalité du réseau, et cela assez longtemps avant la cessation des contractions du cœur. Néanmoins c'est bien à la lenteur et à la faiblesse des contractions du cœur qu'est surtout dû le ralentissement de la circulation capillaire, car il se produit graduellement et sans être précédé de congestions veineuses; en un mot la sédation de la circulation produite par le cicutisme paraît avoir son origine dans la dépression de l'organe central plus encore que dans la résistance du réseau péri-phérique.

Les résultats qu'ont présentés nos expériences sur la circulation des grenouilles peuvent se résumer en deux termes distincts :

1° Toutes les fois que le cœur a échappé à l'imbibition, il ne s'est arrêté qu'après la mort de toutes les autres parties; dans ce cas il était d'un volume normal et parfois un peu contracté; ce qui ne permet pas d'attribuer la faiblesse de ses battements au relâchement de ses parois, mais plutôt à une sorte de contracture qui s'oppose au complet développement de ses mouvements. Toujours alors le réseau capillaire était olighémié ou ne devenait d'une plus grande richesse apparente que parce qu'il était rempli d'un sang plus coloré.

2° Le deuxième cas est celui où le cœur a été imbibé de cicutine par son voisinage du point d'insertion : alors ses battements étaient plus faibles encore, souvent non aperçus à l'extérieur, et ils cessaient avant la perte d'excitabilité de la moelle, et quelquefois même des nerfs. Dans ce cas le réseau capillaire était toujours congestionné par stase sanguine, et à l'ouverture on trouvait le cœur flasque et dilaté.

Chapitre II. — Cicutisme des oiseaux et des mammifères.

Article 1. — Cicutisme des oiseaux.

I. — Chez les oiseaux, la scène toxique est beaucoup plus rapide et plus intense que chez les grenouilles, ce qui s'explique par l'activité de leur circulation et conséquemment de l'absorption et de l'élimination. Toutefois la succession rapide des phénomènes toxiques ne nuit pas à leur analyse, précisément parce qu'ils sont très-accentués, et que certains d'entre eux, qui auraient pu sembler douteux chez la grenouille, apparaissent ici avec une netteté indiscutable. Telles sont en particulier les *convulsions*.

Pour se faire une idée de la rapidité et de l'intensité d'action de la cicutine chez les oiseaux, il suffira de dire qu'un cinquième de goutte tue un moineau en cinq minutes par insertion à l'aisselle (exp. XIV). Un autre moineau, dont on a égratigné la peau de la cuisse avec la pointe d'un scalpel légèrement mouillé de cicutine,

---

EXPÉRIENCES.

EXPÉRIENCE XIV (du 5 janvier 1868).

Mort d'un oiseau en cinq minutes par asphyxie tétanique, au moyen d'un cinquième de goutte de cicutine.

A dix heures quinze minutes, à un jeune moineau on place dans une petite plaie de l'aisselle droite environ un cinquième de goutte de cicutine. L'animal, mis en liberté dans sa cage, crie à plusieurs reprises, s'agite, se culbute en avant sur le bec et le jabot, étend les pattes convulsivement en les renversant, et tombe. Il se relève aussitôt, est repris des mêmes mouvements convulsifs dans les pattes et retombe sans pouvoir marcher ; il n'essaye même pas de voler, il est dans un état de roideur et d'opisthotonos, il respire régulièrement et ne crie plus.

Au bout de cinq minutes, il présente quelques secousses des pattes, cesse de respirer, par conséquent il meurt dans la période convulsive par asphyxie tétanique.

EXPÉRIENCE XV (du 5 janvier 1868).

Guérison d'un oiseau empoisonné en deux minutes par de l'air chargé de vapeurs de cicutine ; paralysie suivie de mouvements convulsifs de retour.

A une heure quinze minutes, on met un moineau sous une cloche d'un litre avec un tampon de coton mouillé de 8 gouttes de cicutine, et pour éviter qu'il ne vienne au contact du tampon, on lui fixe les pattes par un lien qui empêche d'observer les mouvements, si ce n'est le clignement des paupières.

est complétement paralysé, et la respiration s'arrête après douze minutes, de sorte qu'il n'échappe à la mort que par une demi-heure de respiration artificielle (exp. XVIII).

La cicutine agit encore plus vite en inhalations respiratoires, pourvu que sa volatilisation soit favorisée par une température ambiante d'au moins 18 degrés (exp. XV, XVI et XVII). Pour une cloche d'un litre, 10 gouttes de cicutine produisent la paralysie complète, moins celle des mouvements respiratoires en une à deux minutes par une température ambiante de 20 degrés, et seulement en dix à vingt minutes par une température de 12 à 14 degrés. Avec 10 gouttes, la paralysie s'obtient huit ou dix fois plus vite qu'avec 5 gouttes, bien entendu dans la même cloche et à la même température.

Retiré de la cloche après deux minutes, il présente encore des mouvements respiratoires, mais il ne peut pas se tenir sur ses pattes; il tombe sur le flanc, et deux à trois minutes après sa sortie de la cloche il est pris de mouvements convulsifs continus, cloniques avec tremblement et roideur.

Après quarante-cinq minutes, les mouvements convulsifs de retour n'ont pas encore cessé. Il suffit de toucher l'extrémité des doigts pour déterminer des vibrations continues et très-rapides dans la patte. Si l'on prend l'animal dans la main, on sent des soubresauts vibratoires de toute la longueur du tronc, également continus. Les mouvements de la tête se font naturellement, mais un peu convulsivement, ce qui fait trembler le bec. L'animal fait un instant effort pour se mettre sur ses pattes, puis retombe sur le flanc avec la continuation des vibrations convulsives des membres, du tronc et de la tête.

On réchauffe un instant l'oiseau près d'un poêle, et il semble que le tremblement convulsif est diminué. Cependant la patte vibre encore quand on touche l'extrémité des doigts. Au pincement de la patte, l'animal fait un saut, et retombe couché; mais remis sur ses pattes, il conserve un instant l'attitude normale, puis il court et il becquette très-fort. On place sa cage auprès du feu, il reste immobile sur ses pattes; il s'y tient même bien quand on agite la cage, seulement il ne vole pas encore.

Deux heures après le début de l'expérience, l'attention est attirée vers l'oiseau par le bruit qu'il fait en volant dans sa cage. A partir de ce moment il se rétablit de plus en plus complétement, et à quatre heures vingt minutes on lui donne du pain et de l'eau qu'il ne mange pas tout d'abord.

Les inhalations de vapeurs cicutées présentent un très-grand avantage pour l'analyse expérimentale sur l'administration gastrique ou même sous-dermique parce qu'on peut à volonté arrêter l'imprégnation toxique à chaque phénomène produit et effectuer ainsi des empoisonnements à tous les degrés. On peut notamment s'arrêter quand on a produit la paralysie de tous les mouvements, excepté de ceux de la respiration qui persistent après les autres et dont la cessation marque l'instant précis de la mort. Si l'on n'a pas poussé les inhalations jusqu'à l'arrêt de la respiration, il suffit de transporter l'oiseau de l'atmosphère cicuté dans l'air pur pour éviter qu'il ne succombe car alors il a cessé d'absorber le poison et il commence à l'éliminer avec une rapidité telle que les convulsions de re-

---

Le phénomène caractéristique du cicutisme chez cet oiseau fut la parésie de mouvement, qui l'empêchait de se tenir sur ses pattes, de voler et de becqueter, les mouvements respiratoires persistant. En second lieu, il y eut une période de retour caractérisée, comme dans le strychnisme, par un surcroît d'excitabilité de la moelle, donnant lieu, dès que les nerfs moteurs redeviennent perméables, à des tremblements et à des vibrations convulsives. Seulement ces phénomènes de cicutisme s'accomplissent beaucoup plus rapidement que ceux du strychnisme, sans doute parce que la cicutine, en raison de sa volatilité, s'élimine beaucoup plus vite que la strychnine, surtout chez les oiseaux qui présentent une immense surface respiratoire, et l'on a vu que le réchauffement de l'animal a paru hâter son rétablissement.

Expérience XVI (du 12 janvier 1868).

Faite sur le moineau qui a servi à la 15ᵉ huit jours auparavant, donnant un bel exemple de paralysie, moins celle de la respiration, suivie des tremblements convulsifs de retour ; guérison de deux empoisonnements en sept heures.

A douze heures, on met le moineau sous la cloche d'un litre avec un tampon chargé de 10 gouttes de cicutine.

Il s'agite d'abord, et en une minute et demie il tombe comme une masse inerte. On le retire de la cloche et l'on constate qu'en effet il est paralysé, mais avec des vibrations musculaires du dos que l'on sent dans la main, où il reste renversé et immobile. Cependant il est très-excitable, car si l'on fait du bruit, et surtout si l'on approche la main des yeux, il tressaille vivement ; il en est de même si on le touche. Il cherche à pincer avec son bec sans pouvoir serrer. Il a donc conservé sa

tour peuvent apparaître au bout de deux minutes. On arrive ainsi à être parfaitement maître du degré de cicutisme que l'on veut produire chez les oiseaux par les inhalations sans perdre un seul de ces animaux. Nous avons déjà fait la même observation sur les grenouilles ; mais ici elle acquiert une importance particulière en songeant à la facilité avec laquelle les oiseaux s'asphyxient. Si l'on a poussé le cicutisme par inhalation jusqu'à l'arrêt de la respiration, on peut encore éviter la perte de l'oiseau en pratiquant l'insufflation pulmonaire jusqu'au rétablissement des mouvements respiratoires qui s'effectuent en même temps qu'apparaissent les tremblements et les roideurs convulsives de retour et qui traduit le même fait organique, c'est-à-dire la réapparition de l'excitabilité des nerfs mo-

---

volonté et ses sens, en même temps que l'excitabilité de la moelle s'est accrue, mais il y a impuissance des nerfs de mouvement.

Après sept minutes, il parvient à s'échapper de dessus la main par une tentative de vol. Mais on ne peut le faire tenir sur ses pattes : pourtant il est dans une période de retour très-manifeste.

En effet, après dix minutes, il commence à se tenir sur ses pattes et même à se mouvoir avec les ailes.

Remis dans sa cage, il s'accroche aux barreaux, et bien que ses pattes l'y maintiennent fixé, son corps retombe en arrière sur la tête.

Après quinze minutes, il conserve encore de l'engourdissement, mais il se tient assez bien sur ses pattes et commence à voler, surtout quand on frappe aux barreaux de sa cage, au fond de laquelle il reste immobile quand on ne l'excite pas. A partir de ce moment, il se rétablit très-vite, et bientôt sautille et vole spontanément.

A trois heures (c'est-à-dire trois heures après le début de la première expérience), il paraît complétement rétabli et on le remet sous la même cloche sans y ajouter de cicutine.

Après quinze minutes, il ne paraît pas influencé. Alors on remet 5 gouttes de cicutine sur le tampon, et au bout de vingt minutes il paraît mort, si ce n'est qu'il continue à faire quelques mouvements de respiration et qu'il donne un mouvement réflexe dans l'une des pattes quand on pince l'autre ; en dehors de cela la paralysie est complète et le refroidissement de l'animal est très-prononcé.

Dix minutes après sa sortie de la cloche, le pincement des doigts détermine non-seulement un mouvement des pattes, mais encore du clignement et un peu plus tard du mouvement de la tête.

A partir de quatre heures, après *une demi-heure d'immobilité et de*

teurs. Cette innocuité relative des inhalations cicutées et le degré de précision que l'on peut apporter dans l'intensité des effets physiologiques que l'on veut développer font naturellement songer aux avantages que pourrait offrir ce mode d'administration chez l'homme. Mais dans un sujet de pratique aussi grave nous nous garderons bien de conclure sans réserve à l'administration des vapeurs cicutées en inhalations chez l'homme avant d'avoir fait des expériences nombreuses et variées sur plusieurs mammifères. Néanmoins il nous paraît utile d'insister dès à présent sur les faits suivants que nous nous proposons de compléter par les recherches qu'ils appellent.

1° Le cicutisme se produit très-promptement par les inhalations

---

paralysie depuis sa sortie de la cloche, l'animal qui est très-refroidi, et dont la tête est renversée en arrière comme convulsivement, commence à éprouver cette sorte de tremblement musculaire de retour qui se manifeste par des vibrations convulsives de tout le corps quand on le prend dans la main, par les vibrations de la patte quand on appuie le doigt contre ses orteils, et par un tremblement de la tête quand on pose le doigt contre le bec.

Les phénomènes de retour ne font pas de progrès pendant quinze minutes (jusqu'à quatre heures quinze minutes), et comme l'animal est très-refroidi, on le prend alors dans la main pour le réchauffer, et de quatre heures quinze minutes à quatre heures trente minutes le retour progresse très-sensiblement, ce qui s'annonce par une augmentation d'énergie du tremblement vibratoire de tout le corps qui entraîne la tête en arrière et à droite; et en effet le côté droit paraît moins paralysé que le gauche, car la patte droite est plus résistante que la gauche et l'aile droite se retire aussi plus fort que la gauche.

A quatre heures trente minutes, la motricité est assez revenue pour que l'animal s'accroche aux doigts avec le bec et y reste suspendu. Cependant il ne peut nullement se tenir sur ses pattes, et quand on veut l'y placer il tombe sur le côté gauche, manifestement plus paralysé, et les doigts restent fléchis et inertes.

Il tremble beaucoup plus fort quand on le pose sur les pattes que quand on le prend par le dos dans la paume de la main, comme si ce tremblement résultait d'un effort pour se soutenir.

A cinq heures (une heure après le début des phénomènes de retour), les vibrations musculaires ont presque cessé, mais l'animal ne se tient pas encore sur ses pattes, s'affaisse sur le ventre quand on l'y place

d'air chargé de vapeurs de cicutine chez les oiseaux et les grenouilles.

2° Il se produit sûrement, au degré voulu et sans danger, pourvu
qu'on le suspende avant l'arrêt de la respiration chez les oiseaux.

3° Si cette limite était dépassée, la respiration artificielle rappelle
l'animal à la vie ;

4° Les mouvements respiratoires étant avec ceux de la tête les
derniers à s'arrêter, on est maître de produire la paralysie des
mouvements généraux sans compromettre l'existence du sujet;

5° Dès lors, si les mêmes effets se réalisaient chez l'homme, on
pourrait trouver dans les inhalations de cicutine pure ou dissoute
dans les anesthésiques (l'éther et le chloroforme) une ressource effi-

---

sans tomber sur le bec, et ses orteils restent encore fléchis sans se
contracter.

L'animal meut la tête dans les différentes directions, toujours en la
tenant un peu renversée en arrière. Il becquette fortement quand on
lui présente le doigt, puis, la nuit arrivant, il cesse de becqueter et
tombe dans la résolution comme endormi. On le replace dans le fond
de sa cage.

A sept heures l'oiseau a quitté cette place, il a mangé, volé, et reste
accroché aux barreaux quand on le met à la lumière et l'excite (il est
donc rétabli de deux empoisonnements en sept heures).

Expérience XVII (du 20 janvier 1868).

Neuf heures vingt minutes, le moineau déjà expérimenté les 5 et
12 janvier est mis huit jours plus tard, par une température de 12 à
14 degrés, sous la cloche d'un litre avec 10 gouttes de cicutine sur une
éponge, en le tenant attaché par une patte.

Il cligne à plusieurs reprises, éprouve un peu d'agitation et surtout
des baillements comme par spasmes des mouvements respiratoires.

Après dix minutes, l'animal affranchi du lien ne peut se tenir sur ses
pattes.

Après vingt minutes, il est couché sur le flanc ; il agite les pattes,
les étend dès qu'on fait un mouvement pour le saisir en dehors de sa
cloche (donc il voit et n'a pas perdu l'intelligence). La respiration est
anxieuse.

Après trente minutes, en passant la main devant la cloche, l'animal,
jusque-là tranquille, présente des secousses convulsives des pattes et
cesse de respirer ; par conséquent il est mort en une demi-heure.

cace contre certaines maladies convulsives (tétanos, strychnisme, peut-être éclampsie, nous n'oserions dire hydrophobie).

II. — Les phénomènes du cicutisme chez les oiseaux peuvent être partagés en trois périodes distinctes :

1° L'excitation du début ; — 2° la paralysie ; — 3° l'excitation convulsive de retour.

1° L'excitation du début est très-courte, de façon qu'à l'agitation produite par la douleur que provoque le contact du poison (mouvements pour s'échapper, clignement par l'action des vapeurs, quelquefois piaulements), succèdent sans intervalle les roideurs et les mouvements convulsifs dus à l'absorption.

La roideur des muscles du cou, parfois même de l'opisthotonos,

---

A l'ouverture de la poitrine on trouve le cœur arrêté et assez volumineux ; le ventricule ne se contracte pas quand on le pince ou qu'on l'électrise, mais au bout d'un instant il y a des contractions de l'oreillette, et les muscles de la cuisse se contractent à l'électrisation directe et non à celle de leurs nerfs. Donc l'empoisonnement a été poussé jusqu'à la perte d'excitabilité des nerfs moteurs, et c'est sans doute à cela qu'il faut attribuer l'arrêt de la respiration qui termine la scène comme avec le curare. Le sang pris dans le poumon n'offre rien de particulier à l'examen microscopique. On y ajoute une goutte de cicutine, et alors il présente les mêmes altérations que chez la grenouille ; le noyau devient gros et très-granuleux, tandis que le protoplasma se dissout et forme un magma filant où sont emprisonnés les noyaux, devenus aussi gros qu'étaient primitivement les globules.

Expérience XVIII (du 4 septembre 1868).

Triple empoisonnement d'un moineau : le premier avec une trèsfaible dose ne déterminant que de la paralysie sans convulsions ; le deuxième avec une dose plus forte poussant la paralysie jusqu'à l'arrêt de la respiration, et où l'animal est rappelé à la vie par une demi-heure d'insufflation pulmonaire ; le troisième produisant la mort par asphyxie bien avant l'arrêt du cœur.

A midi, on passe une baguette mouillée de cicutine sur une petite écorchure de la cuisse gauche d'un moineau.

En moins d'une minute, l'animal offre des alternatives d'immobilité et d'agitations, car il reste sur la main sans chercher à se sauver, puis il s'envole à plusieurs reprises, volant de moins en moins loin, et après cinq à dix minutes il tombe sur le flanc et reste tout à fait immobile.

et plus constamment l'extension convulsive des pattes, sont les symptômes ordinaires de cette période; toutes les excitations les provoquent, notamment les efforts que fait l'animal pour fuir quand on le pince, quand on veut le saisir ou quand on passe un objet devant ses yeux. En un mot, la moelle étant plus excitable, elle transforme en mouvements excessifs toutes les excitations qui lui arrivent, soit volontaires, soit réflexes.

2° Mais déjà un second phénomène se surajoute au précédent, et même il ne tarde pas à le masquer complétement : c'est la *paralysie* générale, qui constitue la *deuxième période*. Alors l'oiseau reste immobile si on ne l'excite pas; si on l'excite, il essaye de se dresser sur ses pattes et retombe sur le flanc, sur la queue ou sur le bec. Il

---

Cependant il continue à respirer et à remuer la tête, mais ne becquette plus. En moins d'une demi-heure, l'animal était assez rétabli sans avoir offert les tremblements convulsifs de retour pour s'envoler sur une bibliothèque, et ensuite parcourir le laboratoire où on le laisse se rétablir pendant plus d'une heure et demie. De cette première phase de l'expérience, on peut conclure que les faibles doses ne donnent pas de convulsions et suffisent pour produire une grande parésie de mouvement. C'est donc là l'effet de la dose thérapeutique.

A deux heures quinze minutes, on insère un peu de cicutine avec la pointe du scalpel sous la peau de la cuisse gauche. En quelques minutes, le membre inoculé est devenu traînant avec une certaine roideur convulsive. L'animal reste en repos comme s'il hésitait à se servir de ses pattes, mais au bout d'un instant il s'envole sur une porte, les ailes étant beaucoup moins prises que les pattes et encore moins la tête, qui est très-mobile et vive.

Cependant l'animal continue à se paralyser, devient tout à fait immobile, sa respiration s'affaiblit et cesse en même temps que son cou devient flasque comme le reste du corps; il est très-refroidi et paraît complétement mort (douze miuutes après l'insertion).

Alors on commence la respiration artificielle et l'on remarque que l'air inspiré dans ses poumons a l'odeur de cicutine (preuve d'élimination par cette voie).

La respiration artificielle est faite pendant une demi-heure (jusqu'à trois heures); de temps en temps dans l'intervalle des insufflations, il se fait des mouvements de déglutition, et, vers la fin, quelques mouvements respiratoires et quelques tremblements de retour. Mais c'est à partir de trois heures, alors que la respiration est rétablie, que s'acest impuissant à voler, ou ne le fait qu'à une faible distance ; il saisit encore le doigt avec le bec sans pouvoir le serrer, et bientôt il cesse de crier, mais il cligne encore, fait des mouvements de la tête et continue à respirer faiblement. La paralysie a donc envahi successivement les membres abdominaux, les membres thoraciques et le larynx, et à ce moment, l'animal a conservé la *volonté* (puisqu'il cherche à fuir) ; la *vue* et l'*ouïe* (car il cligne, si on place un objet devant ses yeux, ou que l'on fasse du bruit), et la *sensibilité générale* (car le pincement des pattes plongées dans la résolution y détermine encore des contractions fibrillaires en même temps que du clignement réflexe).

A ce moment il n'y a plus de mouvements convulsifs, et alors, de

---

cusent les mouvements convulsifs sous forme de tremblements vibratoires qui caractérisent cette période de retour (que l'on ne peut par conséquent attribuer à l'asphyxie). On les observe d'abord dans la queue et la patte non cicutées, puis dans la tête et dans l'autre patte.

A trois heures trente minutes, une demi-heure après le rétablissement de la respiration et de la production des vibrations convulsives de retour, on met l'oiseau sur ses pattes, et il retombe après un instant sur le côté.

Vingt minutes plus tard (à trois heures cinquante) il parvient à se mettre debout, retombe, puis se relève, tourne sur lui-même, chaque effort réveillant les tremblements convulsifs, surtout dans la queue. Il s'appuie bien sur les doigts de la patte droite, mais il se traîne encore sur le genou de la gauche inoculée.

Quinze minutes plus tard (à quatre heures), les tremblements convulsifs de la queue cessent d'être continus, et à quatre heures quinze (deux heures après le début de l'expérience) l'oiseau s'envole vers une fenêtre.

Deux heures trente minutes plus tard, à sept heures quarante-cinq, le moineau, parfaitement rétabli, est soumis à un troisième empoisonnement par l'insertion d'une goutte de cicutine avec la pointe du scalpel à la cuisse droite.

Après plusieurs agitations vives, l'animal tombe sur le flanc en moins de cinq minutes ; le pincement des pattes détermine encore des contractions sur place.

La respiration se fait encore, ainsi que des mouvements de la tête et un léger becquettement témoignant de la persistance de la volonté.

Sept minutes après l'insertion, la respiration s'arrête et la tête tombe, deux choses l'une : ou l'action de la cicutine est suspendue, et l'on ne tarde pas à voir apparaître les mouvements convulsifs de retour ; ou bien elle est continuée, et soudainement toute réaction réflexe cesse, la respiration s'arrête, et l'animal tombe inerte et flaccide comme un chiffon. La paralysie est complète et le nerf sciatique n'est point excitable à la pince électrique, quoique les muscles le soient parfaitement ; le cœur bat encore, et il est possible, par la respiration artificielle, d'entretenir ses battements jusqu'à ce que l'élimination d'une partie de la cicutine ait permis aux nerfs moteurs de recouvrer leur propriété et à la respiration de se rétablir.

Dans l'expérience XVIII, nous avons rappelé à la vie, par une insufflation respiratoire d'une demi-heure, un moineau qui avait cessé de respirer, et chez lequel l'élimination de la cicutine était révélée par l'odeur qu'exhalait l'air inspiré dans les poumons de l'animal par l'opérateur, et pourtant il n'y avait eu qu'une fraction de goutte insérée sous la peau de la cuisse.

Les faits de ce genre prouvent que la mort de l'oiseau n'arrive pas par syncope, mais bien par l'arrêt de la respiration dû à la paralysie des nerfs moteurs, et nous avons vu en particulier que chez les grenouilles le cœur continue à battre pendant plusieurs heures après la perte d'excitabilité de leurs nerfs moteurs et l'arrêt des mouvements respiratoires, ce qui donne le temps aux nerfs sensi-

---

parce que les muscles du cou sont devenus flaccides comme ceux des membres.

Alors on commence la respiration artificielle pour entretenir les battements du cœur que l'on perçoit encore très-légèrement.

Après dix minutes d'insufflation, au début de laquelle on perçoit l'odeur de cicutine exhalée par les poumons, on ouvre l'animal et l'on trouve le cœur battant faiblement, les battements n'étant qu'une suite de vibrations qui ne tardent pas à s'arrêter, et qui sont un instant ranimés par la reprise de la respiration artificielle.

Les deux nerfs sciatiques électrisés avec l'appareil de Breton ne donnent pas de contractions, tandis que les muscles en donnent. Donc, la respiration artificielle a été faite assez longtemps pour que les nerfs aient eu le temps de perdre leur motricité.

Notons que l'animal s'est fortement refroidi à chaque empoisonnement.

bles de s'empoisonner à la fin, phénomène qu'on n'eût pas pu constater chez le mammifère ou l'oiseau où l'observation et l'analyse des phénomènes s'arrêtent forcément au moment où cessent les mouvements respiratoires. La respiration artificielle ne peut même pas placer l'animal à sang chaud dans des conditions d'observation aussi favorables pour l'analyse des phénomènes ultimes que celles où se trouve normalement la grenouille par la respiration cutanée.

3° Lorsqu'on arrête le cicutisme avant l'abolition des mouvements respiratoires ou que l'on entretient la vie par la respiration artificielle, une troisième période apparaît, c'est la *période de retour*. Elle est constituée par la réapparition des mouvements convulsifs, d'abord sous forme de tremblements comme vibratoires qui se produisent à la moindre excitation de l'animal. Ainsi la tête tremble dès que l'on touche la pointe du bec, les membres abdominaux tremblent si l'on touche l'extrémité des doigts, et tout le corps vibre comme un ressort si l'on place la main sur le dos de l'animal. L'oiseau tressaille quand on le touche, et souvent il existe de la roideur de certains muscles, dans les pattes et au cou, par exemple, sans que cela aille jusqu'à l'opisthotonos, comme on le voit parfois à la période de début.

Chez les oiseaux qui n'ont pas cessé de respirer, ces tremblements convulsifs apparaissent après quelques minutes à une demi-heure de paralysie, suivant que celle-ci a été poussée plus ou moins loin. Chez les oiseaux qui ne respiraient plus, les tremblements ne se sont produits qu'après une demi-heure d'insufflation, et alors ils ont été constamment précédés de quelques mouvements respiratoires annonçant le rétablissement de la conductibilité des nerfs moteurs qui en effet, à ce moment, sont redevenus excitables par l'action des agents physico-chimiques.

Les vibrations convulsives augmentent d'intensité à mesure que l'on s'éloigne de la période de paralysie, et les excitations nécessaires à leur production vont en diminuant d'intensité. Une de celles qui les provoquent le plus sûrement, ce sont les efforts que fait l'animal pour se mouvoir quand on le place sur ses pattes ou qu'il essaye de se soulever pour échapper à une irritation; dans ce cas il n'est pas rare d'observer des roideurs convulsives des pattes. Cependant la paralysie est encore très-accusée à ce moment; les doigts restent mous et fléchis et le pied renversé, le moineau ne peut

se tenir sur ses pattes et retombe dès qu'on l'y place; les ailes se
retirent faiblement à l'extension et l'animal ne becquette pas encore,
mais les mouvements de la tête s'exécutent déjà assez bien. Plus
tard il commence à becqueter le doigt sans le serrer, et bientôt
après il échappe aux excitations par un mouvement de vol à une
époque où il ne peut encore se soutenir sur ses pattes ni marcher.
La paralysie disparaît donc en sens inverse de son apparition, c'est-
à-dire successivement dans les mouvements respiratoires, dans ceux
du cou et de la tête, des paupières puis du bec, et enfin dans les
ailes puis dans les pattes. C'est seulement à la fin de cette période
de retour, au moment où l'oiseau commence à se tenir sur ses pattes,
que les tremblements convulsifs diminuent rapidement pour disparaître tout à fait avec le retour des mouvements de locomotion. Un
symptôme constant du cicutisme chez les oiseaux, c'est l'abaissement marqué de la température pendant toute la période de paralysie et se prolongeant jusqu'à une époque avancée de la période de
retour. Mais en même temps que la paralysie et les vibrations convulsives diminuent et disparaissent, la température de l'animal re-
monte à son type normal, et il est bon de remarquer que si l'on réchauffe celui-ci dans la main ou devant un foyer, on abrége beaucoup la durée de la période de retour (qui est en moyenne d'une
heure), sans doute parce que la chaleur hâte l'élimination de la
cicutine.

On remarquera que la scène toxique se déroule complétement en
moins de deux heures chez le moineau même dans les cas les plus
graves, ceux où l'on a poussé le cicutisme jusqu'à la suspension de la
respiration. Alors la période d'excitations convulsives du début dure
quelques minutes (deux à vingt, suivant le mode d'administration
et la dose), puis la période de paralysie persiste environ trente minutes pendant lesquelles il faut faire la respiration artificielle au lieu
de durer deux à trente minutes comme chez l'oiseau dont les mouvements respiratoires n'ont pas été arrêtés. Enfin la troisième période, la période convulsive de retour, se prolonge environ une heure.

Chez la grenouille, le cicutisme a une durée beaucoup plus longue,
mais une proportion à peu près semblable existe entre les différentes
périodes. Ainsi la période de début, celle qui précède la paralysie
complète ou la perte de motricité des nerfs, est d'une heure environ;
la perte de motricité des nerfs (période de paralysie complète) se

prolonge plusieurs heures (en général cinq à vingt heures); enfin la
période de retour marquée par un commencement de mouvements
respiratoires et de mouvements réflexes coïncidant avec le retour
de l'excitabilité des nerfs moteurs à la pince électrique, comprend
plusieurs jours avant que la grenouille n'ait recouvré la faculté de
sauter et repris complétement sa vivacité.

Il faut noter que chez la grenouille tout l'intérêt du cicutisme se
concentre dans la paralysie, car le surcroît d'excitabilité de la moelle
ne s'aperçoit nettement qu'en soustrayant une partie de l'animal à
l'empoisonnement pour que ses nerfs restent perméables à l'incitation spinale, et quant à la période de retour, elle consiste presque
exclusivement dans la disparition des phénomènes de paralysie sans
phénomènes convulsifs appréciables. On s'en rendra facilement
compte en songeant que la patte réactif qui a été l'artifice nécessaire
pour révéler la convulsibilité du début, est complétement morte par
anémie, après les dix à vingt heures qu'exige la période de retour.
Or il est possible que les phénomènes convulsifs de retour nous
échappent par la même raison que ceux du début dans le cas où l'on
n'a pas eu soin de concentrer son attention sur une partie préservée,
c'est-à-dire parce que les nerfs moteurs sont assez affaiblis pour ne
pas transmettre aux muscles les excitations réflexes exagérées que
leur envoie une moelle surexcitable. Le temps de l'empoisonnement
qui est le plus comparable chez la grenouille et chez l'oiseau est celui qui précède l'arrêt des mouvements respiratoires chez tous les
deux, car alors chez l'un et l'autre il y a d'abord de la convulsibilité
traduisant le surcroît d'activité de la moelle, et bientôt empiétant
sur elle de la parésie de mouvement liée à la diminution de conductibilité des nerfs moteurs. A partir de l'arrêt des mouvements respiratoires, la grenouille continue à s'empoisonner par la persistance
de sa circulation, et c'est pour cela que chez elle les nerfs moteurs
perdent plus complétement leur excitabilité que chez les oiseaux.
C'est pour la même raison que ces nerfs restent inaptes à exprimer
la convulsibilité de retour qui est si prompte et si nette chez l'oiseau qui n'a pas cessé de respirer, et partant est incomplétement
paralysé. En effet, chez l'oiseau qui a cessé de respirer, il faut at-
tendre une demi-heure les tremblements convulsifs de retour malgré la respiration artificielle la plus active, parce que la paralysie
des nerfs moteurs a été poussée plus loin.

On pourrait, en effet, résumer l'action de la cicutine sur le mouvement dans deux actes antagonistes qui pour nous en expliquent les trois périodes :

1° L'excès d'excitabilité de la moelle qui tend à exagérer les mouvements réactionnels, respiratoires et volontaires, *surexcitabilité qui existe pendant toute la durée du cicutisme;*

2° *La diminution, puis l'abolition* de l'excitabilité des nerfs moteurs, qui apparaît à peu près en même temps que le surcroît d'excitabilité de la moelle et arrive bientôt à un degré qui rend inefficaces les excitations spinales pour engendrer des mouvements et même la contraction musculaire, quoique les muscles soient restés irritables. Les mouvements ne reparaissent ensuite qu'au moment où l'élimination a débarrassé l'organisme d'une portion assez considérable du poison pour que les nerfs moteurs aient recouvré une partie de leur excitabilité, et c'est à ce moment que les muscles peuvent de nouveau traduire par des vibrations convulsives l'excès du pouvoir excito-moteur de la moelle; c'est donc bien une véritable période de retour. Donc, l'oiseau peut périr par arrêt convulsif de la respiration à la période de début, si l'excitabilité de la moelle est suffisamment accrue par de fortes doses, avant le commencement de parésie des extrémités motrices, qui y fait une sorte d'antagonisme (exp. XIV). Il peut périr à la deuxième période par l'arrêt des mouvements respiratoires dû à la paralysie complète des extrémités motrices des nerfs (exp. XVII et XVIII). Au contraire, l'oiseau ne peut succomber pendant la période convulsive de retour, parce que la conductibilité nerveuse n'est pas assez rétablie d'abord pour que l'activité de la moelle éclate en convulsions tétaniques et asphyxiantes, et à mesure que l'excitabilité des nerfs se rétablit, l'excitabilité de la moelle diminue, et cela pour la même raison, c'est-à-dire l'élimination de la cicutine. En un mot, à mesure que les nerfs deviennent plus aptes à produire le tétanos asphyxique, la moelle y devient moins apte. De même la première période du cicutisme demeure inoffensive si l'on procède par doses fractionnées qui donnent aux nerfs moteurs le temps de se parésier, avant que la moelle ne soit montée au ton de la convulsibilité qui peut produire l'asphyxie par le ménanisme du spasme. On sait que la seconde période ne devient à son tour dangereuse que par la paralysie des mouvements respiratoires, qui arrive la dernière et qu'il est facile d'éviter en s'arrêtant à temps, surtout par l'emploi des inhalations cicutées. En effet, dans cette condition nous avons échappé à l'asphyxie tétanique, parce que l'absorption de cicutine, qui augmente l'excitabilité de la moelle, diminue parallèlement l'excitabilité des nerfs moteurs, et nous ne sommes pas allés jusqu'à la paralysie de ceux-ci, ce qui constitue le véritable danger contre lequel il resterait d'ailleurs la ressource de la respiration artificielle. Ceci nous conduit à l'interprétation des succès obtenus par la ciguë contre le tétanos et le strychnisme. Dans ces cas la ciguë, en amoindrissant la conductibilité des nerfs moteurs, contre-balance ces maladies comme elle contre-balance le surcroît d'activité de la moelle qu'elle fait naître elle-même. De même que la mort arrive dans le cicutisme quand la perte d'excitabilité des nerfs moteurs dépasse le surcroît d'excitabilité de la moelle, de même le tétanique, au lieu de succomber à l'asphyxie convulsive de la maladie, pourrait succomber à l'asphyxie paralytique du remède si l'on n'apportait une juste mesure dans son emploi.

Art. II. — Du cicutisme des mammifères.

I. — Nos expériences ont porté sur le chat, le chien, le rat, la souris et la chauve-souris. Ces animaux sont très-sensibles à l'action de la cicutine, quoiqu'à un degré moindre que les oiseaux; une seule goutte placée sur la langue, dans l'œil ou dans une plaie, a suffi pour les faire périr dans un temps assez court (une souris en une minute, un rat en sept minutes, un chat en moins d'une heure, trois chiens en dix à vingt minutes, un autre en cinq heures, parce que chez lui l'absorption du poison fut ralentie par la digestion).

II. — Les phénomènes du cicutisme chez les mammifères précités ressemblent beaucoup à ceux que nous avons décrits chez les oiseaux. Ce sont : 1° la *douleur* au point d'application, révélée souvent par des cris et les efforts que fait l'animal pour s'échapper; de la *rougeur* parfois très-intense, telle qu'elle s'est montrée sur la bouche du rat et des taches d'aspect ecchymotique autour de la plaie d'insertion; quelquefois de petites hémorrhagies d'un sang noir et visqueux. 2° Presque aussitôt l'animal est agité et inquiet, sautant comme le rat ou se promenant en flairant par terre comme le chien, et après quelques minutes on voit apparaître le mélange de convulsions et de paralysie, qui est le trait caractéristique du cicutisme des animaux à sang chaud. D'abord l'animal devient tranquille, se blottit dans un coin et y reste immobile; vient-on à l'exciter, il éprouve des accès de convulsions tétaniques, des tremblements convulsifs, des soubresauts de même nature. A chaque excitation l'animal essaye de se relever et de fuir, et s'il y parvient dans les premiers temps, il ne tarde pas à retomber sur le flanc, sur le nez ou sur le train postérieur, pour rester dans l'immobilité jusqu'à ce qu'on l'en tire de nouveau. Chez le rat, la souris et trois chiens qui avaient pris une forte dose du poison, les phénomènes convulsifs dominaient et les irritations provoquaient de véritables secousses tétaniques, l'extension avec roideur des membres et du cou jusqu'au

---

EXPÉRIENCES.

Expérience XIX (du 28 décembre 1867).

Empoisonnement, par l'insertion d'une goutte de cicutine, d'un jeune chat qui présenta le cortége complet des phénomènes du cicutisme, notamment le mélange de convulsions et de paralysie, les phénomènes oculo-pupillaires et la mort par arrêt de la respiration avec survivance du cœur.

Trois heures trente minutes, à un jeune chat de quinze jours on insère une goutte de cicutine dans une petite plaie de l'aisselle droite. L'animal crie et s'agite, puis il reste abattu.

Après cinq minutes le pincement de l'oreille lui donne des tremblements généraux, qui se renouvellent ensuite toutes les fois qu'on le touche et lorsqu'on le met sur ses pattes, sur lesquelles il ne peut plus se tenir dix minutes après l'insertion. Cependant, sous l'influence d'excitations répétées, il parvient à se déplacer de deux fois la longueur de son corps, tombant sur le côté droit (qui est celui de l'insertion), sur le nez ou sur le train postérieur, autour duquel il parvient à exécuter trois tours en cinq minutes sur le côté droit, par propulsion des membres gauches manifestement moins paralysés. Pendant ce temps, l'animal ne cesse de crier et d'éprouver des tremblements convulsifs, qui redoublent à chaque excitation qu'on lui adresse et à chaque effort qu'il fait pour s'y soustraire. La pupille paraît rétrécie et la respiration accélérée.

De trente à quarante-cinq minutes après le début de l'empoisonnement, la paralysie fait de grands progrès, car l'animal reste immobile tombé sur le côté droit; les pincements de la queue déterminent des

moment où ils restaient paralysés à la suite d'une attaque convulsive, cessaient de respirer, le cœur continuant à battre.

Chez un chat et un chien empoisonnés par de faibles doses, les convulsions tétaniques sont remplacées par des tremblements et les secousses convulsives vont en diminuant graduellement, la paralysie des nerfs moteurs ayant eu le temps de se développer.

L'animal est d'abord paralysé du train postérieur, qu'il traîne comme une partie inerte tant qu'il parvient à se déplacer; mais immédiatement il retombe sur le flanc du côté où a été pratiquée l'insertion et où la paralysie domine. Le dernier mouvement du chat consiste dans la rotation sur le train postérieur immobile autour du côté le plus paralysé. Il arrive à ne plus pouvoir se relever et reste

---

mouvements de natation des pattes et des tremblements convulsifs intenses, sans que l'animal puisse se relever malgré ses efforts. Il est devenu tout à fait *aphone;* sa respiration est moins forte que celle d'un chat de la même portée non empoisonné; les pulsations du cœur sont aussi plus faibles (environ 140) et sa température notablement moindre au toucher que celle du chat de comparaison.

Pendant les trente minutes qui suivent, l'animal reste immobile, ne présentant plus les mouvements convulsifs que quelques secondes après les excitations. Il meut un peu la langue et les mâchoires sur l'extrémité du doigt trempé dans du lait, mais il ne peut avaler. La respiration se ralentit et s'affaiblit; il en est de même des battements du cœur, qui tombent à 75 par minute et qui sont très-faibles; le refroidissement est de plus en plus prononcé; les pupilles sont dilatées. Moins d'une heure trente minutes après l'insertion du poison, la respiration s'arrête, mais on perçoit encore quelques contractions du cœur, qui bientôt cessent pour se reproduire à plusieurs reprises quand on excite l'organe par pression sur la paroi thoracique.

Les muscles sont parfaitement excitables à la pince électrique, les nerfs sciatiques le sont aussi; les nerfs du bras gauche ne répondent qu'à la machine de Breton, et ceux du bras droit, voisins du point d'insertion de la cicutine, sont tout à fait inexcitables; les muscles de ce bras eux-mêmes sont moins irritables.

Trente minutes après l'arrêt des mouvements respiratoires, on ouvre la poitrine et l'on constate des contractions des oreillettes du cœur, qui deviennent plus fortes à la suite de l'excitation du ventricule qui s'est contracté par la pince électrique.

On détache le cœur avec les poumons; le cœur continue à donner

couché, ne faisant plus que des mouvements partiels des membres et de la queue quand on l'excite. L'animal conserve en effet la sensibilité générale et spéciale ainsi que la volonté, car il fait des efforts pour se mouvoir quand on l'irrite, qu'on l'appelle ou qu'on lui fait un geste menaçant.

A cette période du cicutisme les mouvements respiratoires se ralentissent et s'affaiblissent, et il en est de même des battements du cœur. L'animal se refroidit notablement, devient aphone ; la déglutition est difficile ou impossible et la bouche écumeuse ; la pupille est alors dilatée et surtout immobile à la plus vive lumière. Ces phénomènes vont en s'aggravant, et une à vingt minutes après le début de la scène toxique, rarement plus tard, l'animal succombe

---

quelques battements ; les poumons sont légèrement congestionnés, et il s'est écoulé, à toutes les sections, une grande quantité de sang d'un brun noir foncé.

Ce chat a présenté le cortége complet de symptômes :

1º Tremblements convulsifs à toutes les excitations et conservation de l'intelligence et des sens ;

2º Paralysie traduite par l'impuissance des mouvements et l'immobilité, le ralentissement et l'affaiblissement des mouvements de la respiration et du cœur, le refroidissement, la dilatation de la pupille, l'aphonie et l'aphagie. Le cœur a survécu ; le sang était noir, les nerfs moteurs non tout à fait paralysés.

Expérience XX (du 29 décembre 1867).

Jeune chien empoisonné par l'insertion d'une goutte de cicutine ; les symptômes généraux n'éclatent que quatre heures après l'insertion ; il y a de la paralysie et des convulsions ; on constate les lésions de la suffocation.

Onze heures, à un jeune chien de 4 kilog. on met une demi-goutte de cicutine dans une plaie de l'aine gauche.

Après huit minutes (à onze heures huit minutes), l'animal semble se servir moins facilement de la patte gauche (voisine du point d'insertion).

Après douze minutes, cette patte est manifestement affaiblie, et l'animal fauche en marchant. Il ne joue plus ; il est triste et inquiet, se promène en flairant par terre et va se blottir dans un coin ; 108 battements du cœur.

Après trente minutes, le chien paraît revenu à peu près à son état

par arrêt de la respiration, avec ou sans mouvements convulsifs ultimes. La mort est bien le résultat de la cessation des mouvements respiratoires, car les battements du cœur restent sensibles à l'extérieur pendant plusieurs minutes encore, et à l'ouverture du thorax on peut suivre les pulsations du ventricule et surtout des oreillettes pendant quinze minutes à deux heures : ces pulsations sont augmentées par l'électrisation directe du cœur. Du reste les lésions cadavériques viennent témoigner de leur côté de cette mort par asphyxie, car la trachée et les bronches sont souvent remplies d'écume ; les poumons sont congestionnés et présentent d'ordinaire des taches ecchymotiques principalement à la base ; nous avons vu les mêmes taches sur le péricarde d'un chien. Le sang est toujours noir, fluide

---

normal ; il déjeune d'une soupe et on cesse de l'observer attentivement. Mais à trois heures quinze minutes (quatre heures quinze après l'insertion de la cicutine), il est pris de nausées et il vomit deux fois.

Vingt minutes plus tard, il ne tient plus sur ses pattes, qui fléchissent quand il essaye de marcher ; il traîne avec effort le train postérieur et tombe essoufflé sur le flanc, et cela à plusieurs reprises.

Dix minutes plus tard, il ne parvient plus à se déplacer malgré les efforts qu'il fait quand on l'appelle, regardant chaque fois et agitant la queue (il a donc conservé les sens et l'intelligence).

Dix minutes plus tard, secousses convulsives des membres et de la tête, suivies d'un abattement croissant.

Dix minutes après, tout le corps est agité de mouvements convulsifs semblables à un fort tremblement ; de temps en temps il rapproche violemment les mâchoires comme s'il attrapait une mouche ; la bouche laisse par terre une traînée de bave.

Quarante-cinq minutes après l'explosion des accidents toxiques, les tremblements convulsifs des mâchoires se répètent sans bruit, puis l'animal devient immobile et comme mort ; cependant il fait encore un faible mouvement quand on l'appelle.

Sept minutes plus tard, il cesse de respirer, et l'on sent encore de faibles contractions du cœur pendant quelques instants.

Ce chien a présenté en quelques minutes des signes d'intoxication ; puis la marche de l'empoisonnement a été suspendue ou au moins très-ralentie par le déjeuner de l'animal, parce que l'absorption du poison a été moins forte pendant la pléthore digestive qui augmente la tension vasculaire.

L'empoisonnement éclate en réalité quatre heures après l'insertion

quand la mort est rapide (rat) ou coagulé et distendant les cavités droites du cœur, tandis que les cavités gauches sont vides quand la mort est plus lente (chien). Le foie et même les reins sont congestionnés. La pie-mère nous a paru injectée, mais peut-être était-ce en partie l'effet de la coloration plus foncée du sang. Ce sont bien là les lésions qui caractérisent l'asphyxie et la suffocation en particulier, et par conséquent ce ne sont pas des lésions propres au cicutisme et qui puissent servir à le caractériser.

L'excitabilité des nerfs moteurs était tantôt abolie, tantôt seulement affaiblie (quand la mort était arrivée rapidement et pendant la période convulsive de début par le spasme respiratoire.

Dans les nerfs touchés par la cicutine, nous avons trouvé au mi-

---

par des nausées et des vomissements bientôt suivis des phénomènes de paralysie et des convulsions avec des roideurs et des tremblements; il succombe en moins d'une heure de ces phénomènes toxiques.

A l'autopsie on constate les lésions suivantes :

1° Le poumon gauche présente une couleur rouge violacée, presque noire à la partie postérieure, trois taches d'apparence ecchymotiques à la base ; le poumon droit est simplement congestionné. La trachée est remplie d'écume ainsi que les bronches sans injection marquée de la muqueuse. A la racine du poumon droit, matière comme gélatineuse entourant les vaisseaux.

2° Au cœur il existe une ecchymose sous-péricardique de plus de 1 centimètre de diamètre ; l'oreillette et le ventricule droits sont remplis d'un sang noir coagulé; les cavités gauches sont vides.

3° Le foie a une couleur très-foncée, une consistance friable, et il est très-congestionné; la veine porte est volumineuse; le canal digestif paraît sain; l'un des reins est normal et l'autre congestionné.

On ne peut s'empêcher de rapprocher ces lésions de celles de l'asphyxie par suffocation. Rien n'y manque, car on y trouve réunies les ecchymoses sous-pleurales et sous-péricardiques, la plénitude des cavités droites du cœur et la vacuité des cavités gauches, l'hyperémie du foie et des autres viscères. Ce chien a donc succombé à l'asphyxie par arrêt des mouvements respiratoires à l'instant où la paralysie a atteint les nerfs qui gouvernent ces mouvements.

croscope une altération qui sera décrite dans la partie analytique de ce travail.

L'irritabilité musculaire était conservée, au moins en partie, excepté au voisinage du point d'injection où les fibres musculaires ont présenté une altération consistant principalement dans la segmentation tranversale du conteuu du sarkolème pouvant aller jusqu'à la destruction de la striation et même la dissolution de ce contenu.

Une fois, chez un de nos chiens, nous eûmes l'occasion de constater que le sang de la veine fémorale au-dessus du point injecté était liquide, tandis qu'il était coagulé dans l'autre veine fémorale. Cependant ce sang liquide dans la veine où l'absorption apportait le

---

Expérience XXI (du 23 septembre 1868).

Empoisonnement d'un rat par trois gouttes de cicutine dans la bouche; phénomènes tétaniques ; mort en sept minutes par asphyxie mécanique.

Sept heures, à un fort rat d'égoût on place dans la bouche trois gouttes de cicutine. L'animal s'agite et se frotte incessamment avec les deux mains les côtés de la bouche qui prennent une couleur d'un rouge pourpré intense. La respiration est *fréquente*, saccadée, puis intermittente. Cette agitation se prolonge quatre minutes, après quoi apparaissent des soubresauts convulsifs, puis de véritables accès d'opistotonos pendant lesquels le cou est roide et la tête étendue, puis l'animal reste immobile et prostré, traînant le nez par terre et rendant de l'écume par la bouche ; la pupille est contractée. Ces accès convulsifs se répètent à la moindre excitation, puis tout à coup l'animal se paralyse complétement ; la tête tombe sous le corps roulé en boule ; la respiration s'arrête et l'animal succombe en sept minutes.

On perçoit encore les pulsations du cœur à l'extérieur pendant huit minutes, puis on ouvre le thorax et l'on trouve le ventricule arrêté et les oreillettes donnant 95 pulsations par minuté qui augmentent par l'application de la pince électrique sur les ventricules. Le sang est très-noir et fluide ; les poumons sont congestionnés, le droit surtout qui présente à la base une forte tache ecchymotique ; le foie est volumineux et très-coloré. Les nerfs sciatiques sont à peine excitables à la pince électrique, tandis que les muscles se contractent très-bien.

poison n'offrait aucune altération appréciable au microscope, et par conséquent le premier degré d'altération du sang sera cette fluidité et cette coloration brune qui sont le cachet de l'empoisonnement ciguté, et qui sont si bien indiquées dans le *Traité des empoisonnements* du professeur Tardieu et dans les *Commentaires thérapeutiques du Codex*, par M. le professeur Gubler. Par conséquent aussi on nous accordera que l'altération du sang n'a pas besoin d'être poussée jusqu'au point d'être appréciable au microscope pour nous autoriser à faire de la ciguë un médicament du sang et de la nutrition, un altérant. Nous répétons le vieil adage : « qui peut plus, peut moins. » Si la cicutine peut désorganiser entièrement les hémathies, ce que nous avons démontré, elle peut, à un degré d'action

---

Expérience XXII (du 1er octobre 1868).

Mort d'un chien en dix minutes par injection de deux gouttes de cicutine; prédominance des phénomènes convulsifs, comme avec les fortes doses : mort par arrêt des mouvements respiratoires; persistance des battements du cœur pendant une heure et demie ; altération des muscles touchés par le poison.

Douze heures trente minutes, à un jeune chien, injection de deux gouttes de cicutine à l'aine droite. Après une minute, convulsions dans les quatre membres et cris.

Après trois minutes, les mouvements sont moins énergiques; les cris cessent; la respiration est stertoreuse; il y a des bâillements convulsifs et de l'écume à la bouche.

Après cinq minutes il n'y a plus que des mouvements sur place dans les membres et des tremblements convulsifs. La sensibilité est conservée, car le pincement de la queue réveille les tremblements et provoque des convulsions tétaniques qui arquent le corps en arrière. La respiration est irrégulière et va en se ralentissant, le nez est violet.

Après dix minutes la respiration a cessé; il y a encore des mouvements réflexes qui disparaissent après cinq minutes.

Après une demi-heure on constate à l'autopsie que le cœur est gros, battant 23 fois par minute. Une heure plus tard il y a encore 6 pulsations des ventricules et 60 des oreillettes. Le cœur s'arrête une demi-heure plus tard (il a donc continué à battre une heure et demie après la cessation de la respiration et des mouvements réflexes, qui constituent l'état de mort apparente de l'animal). Les cavités gauches du

moins intense, en entraver le développement et la fonction, et par suite atteindre tout le système de la nutrition.

En résumé la marche du cicutisme chez les mammifères diffère peu de celle qu'elle nous a présentée chez les oiseaux. La principale différence consiste en ce que l'on n'y aperçoit pas nettement les trois périodes (*convulsive de début, paralytique et convulsive de retour*), parce que le mammifère succombe généralement dans la première période et ne franchit que difficilement ou très-rarement la seconde.

I. La première période est marquée par des convulsions tétaniques, des secousses convulsives, auxquelles succèdent les tremblements au moment où la conductibilité des nerfs s'affaiblit et ne

---

cœur sont vides ; les cavités droites sont pleines d'un sang noir, demi-liquide ; les veines cave jugulaire et thoracique sont énormes.

La pie-mère est un peu congestionnée. Autour du point injecté il existe une tache ecchymotique de 2 centimètres de diamètre, où le tissu cellulaire n'offre pas d'altération appréciable au microscope, tandis que les muscles sous-jacents offrent des lésions histologiques très-remarquables qui seront décrites dans la partie analytique.

EXPÉRIENCE **XXIII** (du 1er octobre 1868).

Empoisonnement d'un jeune chien par une goutte de cicutine dans la bouche ; convulsions et opisthotonos ; mort par arrêt de la respiration et survivance du cœur pendant deux heures.

Quatre heures quarante-cinq minutes, à un jeune chien de la même portée que le précédent, on injecte dans la bouche un goutte de cicutine.

Après quelques minutes, salivation, bâillements convulsifs, extension convulsive des membres et cessation des cris.

Après dix minutes, immobilité de l'animal ; opisthotonos ; respiration nulle.

Dix minutes plus tard, les mouvements réflexes ont cessé comme les mouvements volontaires et respiratoires.

Vingt minutes plus tard encore, on constate à l'autopsie que le cœur bat 15 fois par minute et ses mouvements mettent plus de deux heures à s'éteindre complétement.

Mêmes lésions que dans le cas précédent, et pareillement congestion légère de la pie-mère.

laisse plus arriver que difficilement aux muscles les excitations centriques. Cette sorte d'antagonisme entre la surexcitabilité des centres moteurs et la diminution de l'excitabilité des extrémités nerveuses motrices explique la marche parallèle et le mélange singulier des convulsions et de la paralysie, le contraste de l'état tétanique et de l'immobilité de l'animal.

• A cette période d'excitations la respiration est souvent accélérée et toujours irrégulière, la pupille souvent contractée, les battements du cœur ordinairement accélérés, et l'on voit quoique plus rarement des vomissements ou des évacuations involontaires par spasme des réservoirs.

II. La seconde période est marquée par la prédominance des phé-

---

EXPÉRIENCE XXIV (du 1er octobre 1868).

Empoisonnement d'un jeune chien par injection de trois gouttes de cicutine; convulsions; altération du sang dans la veine fémorale, qui reçoit les produits d'absorption.

Cinq heures trente-sept minutes, à un jeune chien de la même portée que les deux précédents, injection de trois gouttes de cicutine à la jambe droite.

Après trois minutes la patte injectée est immobile et l'animal tombe sur ce côté; il y a des bâillements convulsifs et il cesse de crier.

Après huit minutes l'animal, jusque-là immobile, est pris de convulsions tétaniques, de bâillements spasmodiques répétés; la respiration est stertoreuse et irrégulière. Il se fait une hémorrhagie par la piqûre d'injection.

Après dix-huit minutes le pincement de la patte droite injectée n'y détermine qu'une faible réaction de mouvement et en provoque une très-forte dans l'autre patte (ce qui prouve la diminution d'excitabilité des nerfs moteurs de la patte injectée).

Après vingt minutes cessation des mouvements réflexes; mort apparente.

A l'autopsie on trouve la plaie d'injection entourée d'une tache ecchymotique, et le sang pris dans les capillaires de cette tache offre l'altération caractéristique déjà décrite. Au-dessus du point injecté, dans la veine fémorale du même côté, on trouve le sang *liquide* (sans altérations microscopiques appréciables), tandis que dans la veine fémorale de l'autre côté, il est pris en *caillots.* Ce fait nous paraît important à noter parce qu'il prouve que le sang de la veine fémorale

nomènes de paralysie sur les convulsions. L'empiétement de la paralysie se révèle par le passage des convulsions tétaniques à l'état de simples tremblements, par l'immobilité croissante, la rareté, la difficulté et le peu d'étendue des mouvements volontaires, par le ralentissement de la respiration et de la circulation, par la dilatation de la pupille, enfin par l'intensité qu'il faut donner aux excitations pour provoquer des mouvements réflexes. Les progrès croissants de la paralysie se traduisent par l'arrêt de la respiration qui entraîne la mort par asphyxie mécanique sans qu'il y ait eu perte de l'intelligence ou de la volonté et de la sensibilité.

III. Le cœur a toujours survécu car on le trouve battant à l'autopsie. Les muscles ont toujours conservé leur irritabilité sans que

---

droite, plus riche en cicutine que le sang général à cause de son voisinage du point d'insertion dont il recevait les produits absorbés, offrait une altération évidente (puisqu'il était liquide et non coagulé comme le sang général), sans pourtant offrir rien d'appréciable au microscope. Ceci nous autorise à regarder la fluidité du sang général dans le cicutisme comme une preuve de son altération, même en l'absence de lésions micrographiques des hématies. Les muscles de la partie injectée présentaient la segmentation transversale que nous avons trouvée dans tous les cas où ils ont été soumis à l'examen microscopique.

Expérience XXV (du 2 octobre 1868).

Souris tuée en une minute par l'injection de la cicutine; altération des muscles touchés par le poison.

Trois heures douze minutes, injection d'une goutte et demie de cicutitine à la jambe gauche d'une souris.

En moins d'une minute l'animal est pris de convulsions, surtout dans le train postérieur (ce qui pourrait faire penser que cela est dû à l'irritation locale des nerfs sensitifs de ces parties par la cicutine).

Après une minute la souris est inerte et ne donne plus de mouvements réflexes même à la projection sur la colonne vertébrale.

Après dix-huit minutes on trouve le cœur gros présentant encore quelques pulsations des oreillettes.

Les fibres musculaires de la partie injectée offrent au plus haut degré les altérations déjà deux fois observées.

nous puissions affirmer qu'elle n'est pas affaiblie. Elle est détruite au voisinage du point cicuté où les fibres musculaires offrent une altération très-marquée. Les nerfs moteurs ne perdent pas complétement leur excitabilité quand la mort arrive dans la première période ou au commencement de la deuxième.

Nous avons vu persister un reste d'activité des nerfs facial, masticateur et oculo-moteurs, après la paralysie des nerfs spinaux. Au point d'injection, les nerfs touchés par la cicutine se sont montrés altérés.

Le sang est d'un brun noir, fluide ou visqueux. Les autres lésions sont celles de l'asphyxie par suffocation, et en effet l'arrêt mécanique de la respiration ressemble à l'asphyxie par compression thoracique.

Expérience XXVI (du 20 octobre 1868).

Dix heures trente-deux minutes, injection à la cuisse gauche d'une souris d'une goutte de solution au dixième de cicutine.

Après dix minutes grande agitation de l'animal; il cherche à fuir, mais les pattes antérieures ont seules des mouvements volontaires, tandis que les pattes postérieures sont le siége de convulsions; et pendant les deux minutes qui suivent il y a des convulsions générales.

Après cinq minutes immobilité de l'animal; tremblements convulsifs généraux et secousses convulsives des masséters, perte des mouvements réflexes et insensibilité apparente.

A l'ouverture du corps les oreillettes battent encore; les nerfs sciatiques ne répondent pas à la pince électrique, les muscles y répondent, excepté ceux du point cicuté.

Cet empoisonnement a eu lieu avec une très-faible dose (un dixième de goutte). Les convulsions commencèrent dans le train postérieur, lieu de l'injection, comme si une exaltation de la sensibilité au point cicuté y appelait électivement la convulsion réflexe. Les tremblements succédèrent aux véritables convulsions, alors que les nerfs moteurs sont déjà moins perméables; mais à ce moment il y avait encore des secousses convulsives dans les masséters, sans doute parce que les extrémités du nerf masticateur étaient moins avancées dans la paralysie.

CHAPITRE III. — ACTION DE LA CIGUE ET DE LA CICUTINE SUR L'HOMME.
EXAMEN DES PRINCIPAUX TRAVAUX PUBLIÉS SUR CES SUBSTANCES.

Nous croyons devoir rapprocher des résultats que nous avons obtenus dans nos expériences les principales données physiologiques fournies par l'observation sur l'homme et par l'expérimentation sur les animaux sans que le caractère et les limites de ce travail nous permettent d'en faire l'histoire complète. Seulement, il nous a paru indispensable de ne négliger aucun des faits que nous allons bientôt soumettre à l'analyse pour essayer d'en dégager la véritable signification des effets de la ciguë et de son alcaloïde.

A. — De la ciguë chez les anciens.

Les propriétés toxiques et les vertus thérapeutiques de la ciguë sont connues de temps immémorial.

I. *Effets toxiques.* — Chacun sait que le κωνειον était le poison judiciaire des Grecs devenu si tristement célèbre par la mort de Socrate. La ciguë qui servait à préparer le breuvage des condamnés de l'Aréopage athénien paraît être notre grande ciguë, qu'à cause de cela Linné désigna sous le nom de conium. En effet, ce genre de plante croît en abondance dans le Péloponèse, tandis que l'on n'y trouve pas la ciguë vireuse ou aquatique qui abonde dans le nord de l'Europe. D'ailleurs le tableau des symptômes éprouvés par Socrate présente les traits caractéristiques de l'empoisonnement par la grande ciguë. Voici en quels termes ils sont racontés par Platon, dont nous donnons ici la traduction littérale.

Au commencement du Phédon, quand Socrate discute avec ses amis sur la mort, Criton lui dit : « Celui qui doit te donner le poison me dit depuis une heure qu'il faut t'avertir de ne pas trop parler, que ceux qui parlent ne manquent pas de s'échauffer, que cela ne vaut rien pour le poison et qu'on est alors obligé d'en boire deux et trois fois. »

A la fin, quand on lui apporte le poison, Socrate demande ce qu'il a à faire : « Rien autre chose, répond le geôlier, que de te promener, après avoir bu, jusqu'à ce que de la pesanteur te vienne dans les jambes. »

Il boit, il se promène, et quand il sent ses jambes devenir lourdes, il se couche sur le dos. Platon ajoute : « En même temps celui qui lui avait donné le poison le touchait et, après un certain temps, regardait ses pieds et ses jambes ; ensuite pressant fortement un des pieds, il lui demandait s'il le sentait : Socrate disait que non. Après cela il lui pressait encore le bas des jambes, et remontant ainsi, il nous montrait que le corps se refroidissait et se roidissait. Il touchait toujours et dit : Quand cela viendra au cœur, il s'en ira. Déjà presque les environs du bas-ventre étaient refroidis..... »

Là Socrate dit encore quelques mots, puis il éprouve une commotion et reste le regard fixe. On lui ferme la bouche et les yeux.

On le voit, le premier symptôme est la faiblesse des membres inférieurs qui fléchissent, et rendent la marche impossible ; puis à une période plus avancée apparaissent le refroidissement et l'insensibilité s'étendant de la périphérie au centre ; enfin il y eut une secousse convulsive terminale.

C'est à tort, suivant nous, que quelques personnes refusent d'admettre que le poison socratique fut la grande ciguë en se fondant sur ce que Socrate conserva sa raison et n'éprouva pas de convulsions, ni de coliques, ni de vomissements. C'est qu'en effet les troubles intellectuels sont l'exception dans le cicutisme ; que la commotion finale indiquée dans ce récit est souvent la seule convulsion, parce que la dose toxique a été modérée de façon à produire la paralysie des nerfs moteurs avant d'exalter assez l'excitabilité de la moelle pour engendrer l'hypercinèse ; qu'enfin les phénomènes de révolte digestive, assez constants avec la ciguë vireuse, manquent plus souvent avec le conium. Ajoutons qu'au rapport de Théophraste du suc de pavot était souvent mélangé avec celui de ciguë dans le breuvage des condamnés et qu'il n'est pas impossible qu'il en ait été ainsi dans la coupe socratique, et dès lors le pavot aurait pu corriger l'action irritante de la ciguë sur le tube digestif.

II. *Effets thérapeutiques.* — Toutes les applications curatives de la ciguë amoncelées par l'empirisme depuis Hippocrate paraissent relever de deux propriétés qu'on lui supposait, sans les avoir démontrées, pour expliquer les résultats obtenus. Ce sont la vertu fondante ou résolutive et l'action sédative sur le système nerveux.

On a tenté de réaliser ces deux effets, à la fois par des applications topiques et par l'administration interne.

Les anciens n'ont eu recours qu'aux topiques cicutés et ils n'ont guère cherché que leur action résolutive, les appliquant avec une préférence marquée aux engorgements des organes génitaux. C'est ainsi qu'Hippocrate employait la ciguë dans certaines affections de l'utérus ; Pline contre les ulcères cacoèthes et les tumeurs, et qu'Aretée regardait les applications externes de cette plante comme propres à éteindre les désirs amoureux ; et pour donner tout de suite à cette opinion le degré d'attention qu'il convient, nous rappellerons qu'Aretée n'était pas simplement un naturaliste plus érudit que médecin, comme quelques auteurs de son époque, et qu'il se faisait remarquer par un grand talent d'observation que certains critiques déclarent n'être quelquefois pas indigne d'Hippocrate.

Nous discuterons plus tard l'opinion d'Aretée, tellement répandue, chez les anciens, que saint Jérôme, dans une de ses épîtres, rapporte que les prêtres égyptiens se réduisaient à l'impuissance en buvant chaque jour un peu de ciguë.

Parmi les arabistes, Avicenne, en l'an 1000, qui étudia beaucoup les philosophes et les médecins grecs, recommande la ciguë en topiques pour résoudre les tumeurs des testicules et des mamelles et prévenir les engorgements laiteux. Enfin, cinq siècles et démi plus tard, le père de la chirurgie française, Ambroise Paré, la recommande aussi en topiques contre les tumeurs squirrheuses et les obstructions des viscères, et après lui Ettemuller, Lémery et bien d'autres. Au siècle dernier, Rénéaulme, le premier, eut recours à l'emploi interne de la ciguë contre les squirrhes du foie et de la rate, et désormais dans les applications qui en seront faites, soit aux engorgements et aux manifestations des dyscrasies, soit à des névroses, nous verrons marcher de pair les préparations internes et externes. Ce que nous tenons à mettre en saillie pour le moment, c'est que la réputation fondante de la ciguë dans les engorgements et les squirrhes est aussi ancienne que la médecine, et qu'elle s'est transmise d'une manière non interrompue à travers des siècles d'ignorance jusqu'à Storck. Par conséquent, le médecin de Vienne n'a pas improvisé l'emploi de la ciguë contre le cancer ; il n'a fait qu'attirer l'attention de tout le monde médical par ses nombreuses expériences et les résultats surprenants auxquels ils croyait être arrivé. Cette sorte d'obstination des praticiens de tous les pays à opposer la ciguë aux cancers et aux engorgements de toute nature, méritait bien, ce nous semble, que la méthode *moderne*, l'expérimentation physiologique, cherchât s'il n'existerait pas dans la ciguë quelques propriétés capables de rendre compte de ces résultats empiriques et de les affirmer au moins en partie en leur donnant la consécration scientifique d'une démonstration. Nous allons voir ce qui a été tenté en ce genre par les modernes.

B. — De la ciguë chez les modernes.

Nous avons encore à en poursuivre l'histoire physiologique ou toxique d'une part et thérapeutique de l'autre.

Art. I. — Effets physiologiques et toxiques des cigues et de la cicutine.

§ I. — De la ciguë vireuse ou cicutaire.

Au premier plan figure Wepfer, qui expérimenta la ciguë vireuse ou aquatique sur des chiens, des loups et un aigle et qui rapporta seize observations circonstanciées d'empoisonnement sur l'homme (*Cicutæ aquaticæ historia et noxæ*, Bâle, 1679).

1° Les expériences de Wepfer sur les animaux furent faites avec une ou plusieurs onces de racines de cicutaire et quelquefois avec le suc de la plante.

Les symptômes constatés furent les suivants : démarche vacillante, tremblement de la tête, abattement, décubitus ou agitation ; bientôt après : soif, éructation, salivation écumeuse verdâtre, vomissements, diarrhée, énurésie et presque toujours des convulsions ; tous phénomènes qui se résument en trois termes : la prostration des forces musculaires, les mouvements convulsifs et l'irritation des organes digestifs. Un ou deux animaux seulement n'éprouvèrent aucun accident ; deux succombèrent et les autres furent ouverts pendant la vie pour suivre l'action du poison sur les organes. On sait d'ailleurs que certains animaux peuvent manger l'herbe de cette plante sans accidents, et parfois même la racine qui est beaucoup plus vénéneuse ; ainsi les cochons en Norwége (Gunner), les chevaux et les bœufs (Gmelin), que l'on a cependant vu succomber en Suède pour avoir bu de l'eau stagnante où végète la cicutaire ou pour avoir mangé sa racine fraîche (car sèche et unie au sel on la donne en Finlande aux bestiaux malades).

2° Les cas d'empoisonnement d'enfants et d'adultes par la racine de ciguë aquatique, prise pour le panais ou d'autres plantes alimentaires, ne sont pas rares dans le Nord où Wepfer a recueilli ses observations, auxquelles sont venues s'ajouter celles de beaucoup d'autres auteurs. Les symptômes offrent une grande analogie avec ceux des animaux mis en expérience. Ce sont les suivants : éblouissements et obscurcisement de la vue, vertiges, céphalalgie, démarche vacillante, agitation, anxiété précordiale, cardialgie, sécheresse de la gorge, soif vive, éructation, vomissements de matières verdâtres avec fragments de racines, respiration fréquente et entrecoupée, serrement tétanique des machoires, lipothymies quelquefois suivies d'un état léthargique avec refroidissement des extrémités. Dans d'autres cas, le plus souvent mortels, il y a un délire furieux ou des attaques d'épilepsie. Une ou deux fois seulement on a observé le gonflement de la face avec saillie des yeux, une fois l'hémorrhagie par les oreilles pendant les attaques d'épilepsie. Chez les sujets empoisonnés comme chez les animaux expérimentés par Wepfer, on a trouvé les mêmes lésions : estomac et certaines portions de l'intestin rouges, enflammées et même gangrenées ou corrodées sur les points qui sont en contact avec la racine ; foie de certains sujets et poumons surtout offrant des traces d'inflammation et des infiltrations sanguines ; cœur flasque rempli de sang noir et fluide dans toutes ses cavités, vaisseaux du cerveau ordinairement gorgés de sang avec un peu de sérosité dans ses ventricules. Quelques cadavres seulement ont présenté un état de gonflement avec des taches livides ou des espèces d'ecchymoses.

On le voit, deux sortes d'altérations sont constantes : ce sont les signes d'irritation de la surface digestive due au contact du poison d'une part, et d'autre part la présence d'un sang noir dans *toutes* les cavités du cœur et les congestions viscérales qui témoignent de la mort par asphyxie, en même temps que l'aspect du sang devait faire prévoir son altération marquée. Quant aux taches livides ou *espèces* d'ecchymoses, elles ne s'observent que chez un petit nombre de sujets, et nous croyons en effet avoir démontré qu'elles sont le signe de l'altération du sang et qu'elles ne se produisent que lorsque celle-ci a atteint un certain degré.

Nous compléterons cette histoire sommaire de la ciguë aquatique en faisant remarquer que la pulpe de la racine est employée en topique calmant dans le Nord contre les abcès en voie de formation, les dartres syphilitiques, le lombago, les névralgies, le rhumatisme articulaire et toutes les douleurs arthritiques, ce qui ne permet guère de douter que l'on ait pratiquement constaté l'action analgésique *locale* de cette substance dont nous avons donné la démonstration expérimentale.

§ II. — Effets physiologiques et toxiques de la grande ciguë.

1° Les effets toxiques de la grande ciguë (*conium maculatum*), que nous avons vus être la ciguë athénienne, ont été constatés par Wepfer et Harder au moyen de la racine et du suc d'herbe sur un loup, des chiens et des cabiais.

Les symptômes et les lésions ont été à peu près les mêmes qu'avec la ciguë vireuse. Cependant chez des cabiais qui succombèrent, Harder et Alibert observèrent des symptômes moins graves et ne trouvèrent pas l'estomac enflammé. C'est qu'en effet si la grande ciguë est plus active que l'herbe de la ciguë aquatique, elle l'est moins que sa racine. Or les symptômes de violente irritation digestive et les phénomènes convulsifs, plus prononcés avec la racine de ciguë vireuse, sont précisément le résultat que nous avons constaté avec les plus fortes doses de cicutine.

Au rapport de Mathiole, des ânes qui avaient mangé du conium tombèrent dans une léthargie telle qu'ils n'en sortirent qu'au moment où l'on commença à les écorcher. C'est qu'évidemment les extrémités motrices des nerfs n'avaient pas été complétement paralysées chez ces animaux ou qu'ils étaient arrivés à la période de retour, et que dès lors ils purent réagir à l'excitation du couteau. On prétend que certains animaux, tels que les chèvres et les moutons, peuvent manger la ciguë sans danger; mais il est probable qu'il n'y a là qu'une question de quantité comme pour la belladone, et surtout de rapidité d'absorption. Cela expliquerait comment des oiseaux peuvent se nourrir de la graine, la plus riche en cicutine, parce que sa cohésion, jointe à la resistance de son épiderme, doit singulièrement ralentir l'absorption, pendant que d'autre part l'élimination se fait très-activement par les poumons, ainsi que le démontrent nos expériences.

2° Agasson cite un cas, regardé comme singulier, d'empoisonnement chez l'homme, où les parties supérieures du corps étaient en convulsions, tandis que les membres inférieurs étaient paralysés.

L'explication de ce fait est tout entière dans cette circonstance que les extrémités nerveuses des membres pelviens se paralysent avant celles des membres thoraciques et des muscles respirateurs, et que les premières ne peuvent plus transmettre l'excitation de la moelle épinière alors que les secondes lui sont encore perméables. Ceci prouverait au besoin que le surcroît d'excitabilité de la moelle, qui donne les tremblements convulsifs du début ainsi que les convulsions de retour, persiste même pendant la période de paralysie et jusqu'au moment où celle-ci entraîne l'asphyxie par l'arrêt des mouvements respiratoires. On peut aussi en tirer l'explication de ce mélange paradoxal de convulsions et de paralysie qui est un des traits les plus saillants du cicutisme.

Depuis les travaux que nous venons de citer, un grand nombre d'autres ont été produits sur la grande ciguë, qui tous témoignent dans le même sens, et que M. Tardieu a parfaitement résumés dans son *Traité clinique des empoisonnements*, en y joignant une observation typique recueillie par le docteur Bennett (d'Édimbourg) en 1845. Cette observation et cette description montrent bien le peu d'intensité des symptômes digestifs, l'altération marquée du sang avec les taches livides et les suffusions ecchymotiques à la peau, aux muqueuses et aux séreuses qui en sont l'expression ; la conservation de l'intelligence et des sens et la prédominance de la paralysie sur les convulsions, de laquelle résultent les phénomènes les plus saillants de l'empoisonnement, tels que vertiges, titubation et jambes fléchissant sous le sujet ; difficulté et même impossibilité de parler et d'avaler, évacuations involontaires dans quelques cas, dilatation de la pupille par paralysie de son sphincter ; enfin faiblesse des battements du cœur et du pouls, lipothymie, pâleur et refroidissement témoignant de l'inertie de la circulation capillaire, et dans un petit nombre de cas très-rarés les signes de la paralysie des ganglions cervicaux du sympathique, arrivant tout à fait à la fin, savoir le gonflement et la lividité de la face, la saillie des yeux, la stupeur et la congestion des méninges et du cerveau. Le dernier acte de paralysie est l'arrêt des mouvements respiratoires.

Ces phénomènes toxiques sont parfaitement d'accord avec ceux que nous a fournis l'expérimentation sur les animaux, et, par conséquent, ils ont la même signification et se prêtent aux mêmes interprétations ; cela nous dispense donc d'y revenir.

3° Nous terminerons ce qui est relatif à la grande ciguë, ciguë officinale, en indiquant les phénomènes physiologiques qu'elle produit à doses thérapeutiques (de 10 centigrammes à 1 et plusieurs grammes de l'extrait de suc d'herbe non dépuré de Storck ou de la poudre de feuilles préférée par Cullen ; de 5 à 40 centigrammes de la poudre des fruits préconisée avec raison par MM. Devay et Guillermont comme contenant une plus forte proportion de conicine, ayant une composition à peu près constante, et s'altérant beaucoup moins facilement).

Ces phénomènes se bornent d'ordinaire à de légers vertiges, avec des troubles de la vue (que nous avons expliqués par la difficulté de l'accommodation) et un peu de céphalalgie, des nausées, l'augmentation de la sécrétion urinaire ou cutanée. Storck a remarqué que, pendant l'emploi de la ciguë, les urines deviennent plus abondantes, donnent un sédiment épais et glaireux, deviennent mordicantes et offrent une odeur nauséabonde. Nous verrons que c'est là un phénomène d'élimination ainsi que les éruptions cutanées observées dans quelques cas et l'odeur de cicutine qu'exhalaient par la respiration nos animaux empoisonnés.

Les phénomènes physiologiques peuvent être plus accentués et plus nombreux quand on élève les doses, et que l'on touche aux limites des effets toxiques. C'est ce qui a été parfaitement décrit par Earle et Wight, qui ont expérimenté la ciguë sur eux-mêmes (THE AMERICAN JOURNAL OF THE MEDICAL SCIENCE, 1845, t. X). Ils ont observé d'abord un sentiment de fatigue dans les jambes, une courbature générale, une sorte de langueur ; plus tard les jambes fléchissent, les bras peuvent à peine être levés, la tête est lourde et serrée, il y a des vertiges, des défaillances suivies de sueurs froides, des urines abondantes, des fourmillements à la peau et quelquefois des éruptions érythémateuses. La vue est obscurcie et l'ouïe moins fine, et dans une expérience sur lui-même, Wight est resté quelque temps aphone.

MM. Devay et Guillermont (BULLETIN DE THÉRAPEUTIQUE, t. XLII, p. 529) ont vu se produire, pendant l'emploi des séminoïdes de ciguë, trois symptômes : 1° de la céphalalgie avec lourdeur de tête ; 2° des coliques souvent accompagnées de diarrhée et d'envies fréquentes d'uriner. Ces deux phénomènes se sont en général montrés sous l'influence de huit pilules de 1 centigramme, et ils n'ont pas présenté assez de gravité pour empêcher l'élévation des doses jûs-qu'à 20 centigrammes et même 40. 3° Un tremblement léger de tout le corps et surtout des membres thoraciques s'est produit chez deux malades prenant 30 et 40 centigrammes de fruit de ciguë. Ce sont les premiers signes d'intoxication, ils marquent la limite des doses thérapeutiques, et ils expriment très-bien le surcroît d'excitabilité de la moelle donnant lieu à des tremblements moins marqués aux membres inférieurs, parce que la paralysie des extrémités motrices y est plus avancée.

§ III. — La petite ciguë.

Elle ne nous arrétera que pour rappeler qu'elle a donné lieu à d'assez fréquents empoisonnements accidentels par suite de sa con-fusion avec le persil et le cerfeuil, et que d'après Rivière, Vicat et Stevenson, les symptômes ont été très-peu différents de ceux que détermine la grande ciguë.

§ IV. — Action physiologique et toxique de la conicine.

Brandes, en 1826, isole de la ciguë, au moyen de l'alcool, un prin-cipe résineux alcalin qu'il nomme conin, et qu'il expérimente sur les animaux où il produit des effets analogues à ceux de la strych-nine. L'année suivante, Giesecke isole l'alcaloïde de la ciguë, en en distillant les séminoïdes avec les alcalis, et il en établit le pouvoir toxique énergique ; car, avec 25 centigrammes, il tue un lapin en deux minutes, et avec 10 centigrammes un autre lapin en cinquante-cinq minutes.

Geiger nomme l'alcaloïde de la ciguë, cicutine, et il constate qu'il tue avec des convulsions et des vomissements.

En 1836, Boutron Charlard et O. Henry ont, à leur tour, isolé l'alcaloïde de la ciguë, et lui ont donné le nom de conicine. Ils ont constaté qu'elle tue en donnant d'horribles convulsions.

Un fait très-net se dégage de tous ces premiers essais expérimen-taux avec la cicutine plus ou moins pure, c'est qu'elle est *convulsi-vante* au point d'avoir pu être comparée à la strychnine. Ceci est dû, comme le montrent nos expériences, à ce que l'empoisonnement a été produit avec de très-fortes doses et sur des mammifères.

Les principales recherches expérimentales qui suivirent ces pre-mières tentatives furent celles de Christison (1836), d'Orfila (1832 et

1851), de Kolliker (1856), de Gutmann (1866), de Wertheim (1851), de Schroff (1852-1862), etc.

1° Orfila a tué en cinq minutes un chien de moyenne taille par l'administration de 12 gouttes de cicutine. D'abord l'animal parcourt le laboratoire sans paraître incommodé; au bout d'une minute il éprouve de légers vertiges et de l'affaiblissement dans les membres postérieurs tout en continuant à marcher; au bout de trois minutes il tombe sur le côté droit comme anéanti; puis surviennent de légers mouvements convulsifs dans les extrémités sans opisthotonos, qui durent une minute, après quoi l'animal reste couché immobile et très-affaissé, et succombe cinq minutes après l'administration du poison. Il n'existait aucune lésion digne d'être notée dans le canal digestif et les viscères; seulement la langue était pâle et son épithélium se détachait facilement sur les points touchés par la cicutine; l'arrière-bouche, les fosses nasales et la trachée-artère renfermaient une quantité notable de mucus sanguinolent. Un second chien succomba en deux minutes avec une dose double de cicutine en présentant les mêmes symptômes, si ce n'est qu'il y eut des mouvements convulsifs de début aussitôt les vertiges (ce que nous avons démontré être la règle avec les fortes doses toxiques).

2° La conicine expérimentée par Geiger et Christison était encore beaucoup plus active que celle d'Orfila, car ces auteurs la regardent comme le plus violent des poisons après l'acide cyanhydrique. Une goutte instillée dans l'œil d'un lapin le tua en neuf minutes, et 3 gouttes en quarante secondes; 2 gouttes mises dans l'œil ou sur une plaie tuent l'animal en moins d'une minute et demie. Les phénomènes constatés ne diffèrent pas au fond de ceux décrits plus tard par Orfila. Il y est seulement noté que l'animal conserve sa sensibilité et que la respiration s'arrête sans que les battements du cœur aient cessé, et qu'à l'autopsie on trouve un peu d'hyperémie du poumon, du cerveau et de ses membranes.

De ces expériences on a conclu avec Christison que la cicutine paralyse d'abord les muscles volontaires, puis les muscles respirateurs, et enfin le diaphragme, et que la mort a lieu par asphyxie. En conséquence, la plupart des auteurs (Gubler, Bouchardat, etc.) admettent avec Christison, d'après ces symptômes, que la cicutine porte son action sur la moelle comme la strychnine, mais en sens inverse, c'est-à-dire en détruisant son pouvoir excito-moteur. Nous avons établi au contraire, dans nos expériences, que la cicutine augmente l'excitabilité de la moelle, car il se produit des convulsions dans une patte de grenouille que l'on soustrait à l'empoisonnement pour empêcher la paralysie de ses nerfs moteurs, alors que toutes les parties intoxiquées sont dans la résolution. D'ailleurs, dans toutes les expériences sur les animaux à sang chaud, on voit figurer à côté de la paralysie des tremblements et des mouvements convulsifs plus ou moins marqués. Brandes, Geiger et surtout Boutron-Charlard et O. Henry ont été frappés principalement de l'action convulsivante de la conicine.

3° Kölliker, en 1856, dit que la conicine paraît agir comme le curare et paralyser avant tout les nerfs moteurs, tandis que le cerveau, la moelle et les nerfs sensibles paraissent être peu affectés, ainsi que le cœur et les muscles. La paralysie ne provient donc ni du cerveau ni de la moelle, mais des nerfs moteurs périphériques. Si cette ressemblance d'action entre les deux poisons venait à se confirmer, l'auteur conseillerait de renoncer à l'usage médical de la conicine, comme il pense aussi qu'il serait dangereux d'employer le curare à cause de son action sur les nerfs respiratoires. Cet énoncé des résultats obtenus par Kolliker dans ses expériences, nous dispense de rapporter celles-ci en détail.

Cette paralysie des extrémités motrices des nerfs est le fait saillant du cicutisme, celui qui s'impose dès l'abord à l'attention de l'expérimentateur; mais nous avons vu qu'il y a encore autre chose dans cet empoisonnement (surcroît d'excitabilité de la moelle, anesthésie localisée, et même généralisée à la fin avec les fortes doses, et surtout altération du sang, etc.).

4° Guttmann, en 1866, en expérimentant sur les grenouilles, les oiseaux et les mammifères, confirme en grande partie les résultats indiqués par Kölliker, et en particulier la paralysie des extrémités terminales des nerfs moteurs dans les muscles. Seulement il n'attribue pas, comme lui, à l'asphyxie les convulsions qu'il n'a d'ailleurs observées que chez les mammifères, et non sur les oiseaux et les grenouilles.

Nous avons, en effet, démontré que le cicutisme est tellement rapide chez les oiseaux, qu'ils sont comme foudroyés par l'arrêt de la respiration, et que ce n'est que chez ceux qui guérissent que l'on observe très-nettement les tremblements convulsifs pendant la période de retour. Quant aux grenouilles, elles absorbent si lentement la cicutine, que l'effet des faibles doses, la paralysie des nerfs moteurs est produit avant que la surexcitabilité de la moelle, qui est le résultat des hautes doses ou d'une absorption plus avancée, n'ait pu donner lieu aux convulsions. Celles-ci ne s'observent que dans une partie soustraite à l'empoisonnement, et, par conséquent, elles manquent ou sont douteuses, si l'on n'a pas eu recours à cet artifice expérimental.

Guttmann a constaté, comme nous l'avons vu, l'action anesthésique locale de la cicutine sur les nerfs cutanés, sans atteinte marquée de la sensibilité générale. Ce poison ne lui a pas paru modifier la fréquence ni la force des contractions du cœur.

Cependant Wertheim, en 1851, constate que la cicutine, comme la nicotine et l'atropine, influence le pouls en le ralentissant, et parfois en l'accélérant. De 1852 à 1862, Schroff arrive à conclure que l'effet le plus important de la cicutine est son action sédative sur le cœur, dont elle finit par paralyser le ventricule gauche. Il admet que l'action paralysante de ce poison sur les nerfs moteurs est l'opposé de la strychnine. Il note aussi la dilatation de la pupille et l'insensibilité.

En 1865, M. Lemaitre émet l'opinion que la conicine agit en paralysant la plaque motrice terminale dans le muscle.

Dans une note récente présentée à l'Académie des sciences (séance du 18 janvier 1869), MM. Pelissard, F. Jolyet et André Cahours constatèrent que la conicine exerce sur les nerfs moteurs une action analogue à celle du curare, et que dans l'empoisonnement rapide par lequel on fait pénétrer tout d'un coup une dose déterminée de la substance dans le sang, il y a une période très-courte de convulsions ou de tremblements convulsifs précédant la paralysie.

Nous sommes heureux de nous être rencontrés avec ces habiles expérimentateurs sur ce point des convulsions produites par les fortes doses. Dans ce cas, ajoutent-ils, l'empoisonnement de tous les nerfs est complet, et les pneumo-gastriques ont aussi perdu leur excitabilité, car leur galvanisation ne produit plus l'arrêt ni même le ralentissement des battements du cœur.

Avec les faibles doses, les nerfs vagues ont déjà perdu leur action sur le cœur, alors que les sciatiques réagissent encore sur les muscles par l'excitation galvanique. Pour ces auteurs, cette particularité d'action de la conicine se retrouverait dans l'éthylconine et dans l'iodure de diéthylconium, dont l'action sur les nerfs volontaires est pourtant moins énergique; elle distinguerait le conicisme du curarisme, dans lequel les nerfs vagues conservent jusqu'à la fin leur propriété d'arrêt des battements du cœur sous l'influence du galvanisme.

Cette revue sommaire des principales recherches physiologiques entreprises sur la cicutine nous montre que les premiers expérimentateurs constatèrent surtout l'action convulsivante du poison, et que les auteurs qui suivirent furent plus frappés des phénomènes de paralysie. Christison en indique la marche en notant qu'elle atteint d'abord les muscles des membres, et finalement ceux de la respiration. Kölliker en démontre la cause, la paralysie des extrémités motrices des nerfs. L'atteinte moins importante de la sensibilité est indiquée en outre par Schroff et Guttmann. Enfin, l'action sédative sur la circulation est plus spécialement décrite par Wertheim et Schroff. Quant à l'altération du sang, elle a été entrevue sans être étudiée. C'est ainsi que dans l'excellent article qu'il consacre à la conicine, M. le professeur Gubler indique de l'anoxémie produite par la gêne croissante de la respiration, et que, dans une thèse récente, M. Casaubon a essayé d'expliquer par cette anoxémie tous les effets physiologiques et toxiques de la conicine. On a vu que l'examen direct du sang nous avait permis de pousser plus loin cette étude et de remonter des lésions des hématies visibles au microscope jusqu'à l'altération sanguine révélée seulement par l'aspect noir et fluide ou visqueux du sang.

ART. II.— Applications thérapeutiques des préparations cicutées
par les modernes.

Elles sont de deux ordres : les unes ne relèvent que de l'empirisme et continuent les errements des anciens en opposant les préparations cicutées aux engorgements ainsi qu'aux maladies ulcéreuses et dartreuses (cancer, phthisie, scrofule, syphilis, gonflements articulaires, glandulaires et viscéraux, etc.). Les autres sont des acquisitions de la thérapeutique physiologique, car elles ont leur point de départ dans la connaissance des effets de la ciguë sur l'organisme. C'est ainsi que frappés de l'amélioration réelle qu'éprouvaient souvent les tumeurs le plus graves par le traitement cicuté, les auteurs les moins favorables aux idées de Storck admirent cependant que la ciguë est un palliatif qui soulage les malades en calmant les *douleurs* de ces engorgements ; dès lors on essaya de la ciguë et de la conicine à titre de sédatif nerveux contre les névralgies et le rhumatisme, la coqueluche et même le tétanos, etc. Pareillement la dépression cardio-vasculaire et le refroidissement, évidemment produits par la ciguë et la conicine, ont inspiré les tentatives faites au moyen de ces agents contre les palpitations et les maladies du cœur, contre le typhus et la fièvre intermittente à forme inflammatoire, etc. De fait les préparations cicutées jouissent réellement de trois propriétés physiologiques parfaitement démontrées par l'expérimentation, et pouvant dès lors servir de base aux interprétations thérapeutiques :

1° L'*action altérante*, par laquelle la ciguë atténue les éléments du sang et surtout en altère les globules, de façon à entraver le travail plastique qui est le processus de toutes les néoplasies (engorgements, dartres, catarrhes, etc.), par lesquels se révèlent les grandes discrasies. Ajoutons que dans beaucoup de ces manifestations diathésiques, le néoplasme peut être directement atteint par l'action locale de la cicutine, soit à son entrée ou en applications topiques, soit à sa sortie de l'organisme par les surfaces sécrétantes. Il n'est pas jusqu'à l'action antiseptique bien réelle de la ciguë qui ne puisse devenir un des facteurs thérapeutiques dans le cas de manifestations ulcéreuses de ces diathèses.

2° L'action sédative nerveuse des préparations cicutées, légitime suffisamment leur emploi contre les hypercinèses et les hyperesthésies, et peut réclamer une part dans l'amélioration ou la guérison des nombreuses affections qui comptent parmi leurs éléments la douleur et le spasme.

3° L'action dépressive de la cicutine sur la circulation n'a pas reçu des applications aussi heureuses jusqu'à présent. Cependant il est incontestable que l'olighémie produite par la ciguë peut devenir un élément thérapeutique adjuvant de sa propriété résolutive dans les engorgements, dont beaucoup ne sont que des congestions chroniques ; dans les phlegmasies à marche lente qui sont l'expression des diathèses, dans les hydropisies même qui ont pour précédent obligé l'hyperémie ; enfin dans les névroses à processus congestif.

Les considérations qui précèdent nous permettront de nous borner à la simple énumération des états morbides combattus par les préparations cicutées, et nous dispenseront de nous arrêter à chacun d'eux pour y constater la répétition fastidieuse des affirmations et des contradictions des auteurs. D'ailleurs notre travail est purement expérimental, et son étendue déjà considérable exclut les détails bibliographiques et statistiques quand ils ne peuvent devenir des éléments de solution. -

A. — Emploi de la ciguë et de la cicutine comme altérant et résolutif.

I. CANCER.— Nous avons indiqué avec quelle persévérance les anciens, depuis Hippocrate, avaient opposé les topiques cicutés aux tumeurs et aux ulcères de mauvaise nature. Les modernes donnèrent à ce traitement toute son activité en y joignant l'administration interne de la ciguë. Rénéaulme est désigné comme ayant inauguré cette méthode interne au siècle dernier; mais c'est Storck qui fut le véritable promoteur de la médication cicutée contre le cancer et les tumeurs par le grand nombre d'expériences qu'il fit et les succès qu'il proclama. On sait à quelles controverses passionnées donnèrent lieu les publications du médecin de Vienne. D'un côté, Quarin et Collin affirmaient les succès de la ciguë; de l'autre, de Haen, Cullen, Alibert, etc., les niaient formellement, au point que de Haen va jusqu'à dire que la ciguë est moins efficace que l'eau chaude. Il faut cependant noter en passant, pour servir à l'histoire impartiale de la médication cicutée, que de Haen lui-même obtint la résolution d'engorgements des testicules et des ganglions cervicaux. A Storck, dont la probité médicale défiait toute attaque, on ne peut sérieusement opposer que des erreurs de diagnostic, et il n'est pas possible qu'il n'y en ait eu, vu l'énorme proportion des guérisons annoncées par lui. Mais, sans parler du soin avec lequel Storck préparait l'extrait de ciguë, on n'a peut-être pas toujours assez remarqué les doses auxquelles il élevait le médicament (depuis deux pilules de 10 centigrammes jusqu'à 4 et 6 grammes), ainsi que la longue durée du traitement. A l'appui de cette observation, nous ferons remarquer que les médecins qui, à une époque plus rapprochée de nous, ont été conduits à croire au succès de la ciguë, MM. Devay et Guillermont en particulier ont eu recours à la préparation la plus sûre et la plus active de la ciguë, les séminoïdes, à la dose de 5 à 40 centigrammes;

jointe aux applications topiques de leur baume cicuté. Il est vrai
que M. Velpeau objecte aux deux observations publiées par eux
d'être incomplètes.

Nous pensons qu'on ne saurait apporter une trop grande réserve
dans l'appréciation des cas de guérisons de tumeurs cancéreuses par
la ciguë ou autrement, et qu'on ne peut pas soumettre ces faits à une
analyse trop minutieuse et trop sévère, à la fois dans l'intérêt de la
science même et dans celui de la pratique qui n'a que trop souvent
la triste occasion de constater que derrière des succès brillants li-
vrés à une bruyante publicité se cache la cupidité du charlatanisme.
Mais la réserve n'est pas une négation, et si les praticiens qui depuis
Storck ont cru obtenir des guérisons, ne sont pas en droit de nous
imposer leurs convictions, il serait injuste de rejeter sans examen,
sans les soumettre à tous les genres de contrôle, des faits qui ont
entraîné la conviction d'hommes aussi honorables qu'éclairés.

D'ailleurs, avons-nous d'autres moyens à opposer au cancer avec
plus de succès? Y a-t-il quelque inconvénient sérieux à essayer le
traitement cicuté contre une tumeur d'apparence cancéreuse; et ce
qui peut arriver de plus fâcheux dans ce cas, n'est-ce pas l'inutilité
de la tentative qui laisse le malade dans le même état qu'auparavant?
Pour se condamner à une pareille immobilité, il faudrait deux cer-
titudes absolues : la première, c'est que la tumeur est un véritable
cancer (et dans bien des cas, au début et même pendant longtemps
le doute est permis); la deuxième, c'est que le cancer est radicale-
ment incurable (et qui pourrait l'affirmer?), à moins de mettre com-
modément sur des erreurs de diagnostic les cas de guérison ou
d'immobilisation du mal, soit spontanée, soit consécutive, à un traitement quelconque.

Une chose qui nous paraît encore augmenter la confusion dans
cette question déjà si incertaine de la curabilité du cancer, c'est le
défaut d'entente des auteurs sur le véritable caractère de la diathèse
et sur la nature de ses rapports avec la manifestation locale. Nous
ne concevons la diathèse avec Bonnett (de Lyon) et Montpellier que
comme étant la disposition cancéreuse, disposition à faire du cancer, disposition à la récidive après l'ablation, par conséquent précédant et accompagnant le cancer; mais disposition qui n'est pas
fatale, en ce sens qu'elle peut être acquise et qu'elle peut être per-
due. En effet, il est certain que la diathèse a existé chez tous les

porteurs de cancers, et il n'est pas douteux qu'un certain nombre d'entre eux ne guérissent par l'ablation et que d'autres ne vivent par l'immobilisation de la tumeur; chez eux la diathèse a donc disparu. Par conséquent ce n'est que chez les sujets où la diathèse s'est éteinte ou a été détruite que l'ablation d'une tumeur cancéreuse ne sera pas suivie de récidive et qu'un cancer non opéré s'immobilisera; si, au contraire, la diathèse subsiste, le cancer opéré récidivera et la tumeur non enlevée s'accroîtra, parce que l'organisme continue à faire du cancer.

On le voit, nous n'admettons pas que la diathèse cancéreuse soit consécutive au mal local, qu'elle en soit la généralisation. Cette généralisation des éléments histologiques du cancer d'abord par voisinage, au moyen des lymphatiques, et ensuite dans toute l'économie, est un simple fait d'infection d'ordre purement anatomique, différent et indépendant de la déviation de la nutrition qui domine toute manifestation locale. On conçoit que contrairement à la diathèse, l'infection cancéreuse ne peut pas disparaître et qu'elle rend inefficace toute opération. Notre conclusion est que la diathèse disparaissant spontanément dans certaines conditions, il n'est pas contraire à l'esprit scientifique d'admettre que ce résultat ne puisse être obtenu ou au moins favorisé par divers ordres de moyens. Dès lors, c'est un devoir pour le médecin de recourir à ces moyens avant toute opération sanglante, car ils peuvent en assurer le succès ou même en dispenser, en immobilisant le mal par la suppression de la diathèse.

Les moyens hygiéniques à employer pour atteindre ce but supposent une théorie de la diathèse. Voici comment on peut la comprendre avec Bonnett (de Lyon) et M. le professeur Bouchardat. Les sujets prédisposés au cancer sont pour la plupart apathiques et ont une répugnance marquée pour le mouvement; ils sont enclins à la tristesse; ils sont maigres par appauvrissement de l'organisme ou obèses par inertie de la nutrition; ils ont la peau décolorée, sèche, froide; ils se refroidissent facilement et se réchauffent difficilement; ils exhalent moins d'acide carbonique par la respiration; leurs urines sont abondantes et peu riches en urée; leurs fonctions digestives sont languissantes, leurs forces amoindries, leur résistance moins grande aux causes de maladies. On a noté des maladies de la peau chez un certain nombre d'entre eux.

La théorie de cet état se résume dans l'amoindrissement des actes de la nutrition, particulièrement dans celui du travail combustif, qui rend compte de la diminution de l'acide carbonique respiratoire et de l'urée, de la sensibilité au froid et de la difficulté du réchauffement, de l'inertie de la peau dont la circulation capillaire et les sécrétions sont amoindries. M. Bouchardat incline même à penser que la diminution de l'excrétion azotée sous forme d'épiderme, surtout si cela est joint à l'excès de la recette azotée de l'alimentation sur la dépense, favorise la formation et le dépôt de l'élément cancéreux. On comprendrait qu'il en pût être de même de la suppression d'une dartre épidermique. Ceci trouverait un appui dans l'analogie de compositions chimique et histologique de l'épiderme et du cancer, et dans ce fait rapporté par de Humboldt, que certaines populations asiatiques qui ne mangent pas de viande ne connaîtraient pas le cancer. Ajoutons de suite que ces mêmes populations ont un régime très-ombelliféré qui, entre autres résultats, augmente l'excrétion épidermoïdale et épithéliale, en activant la peau et les muqueuses par voie d'excrétion. De cette théorie de la disposition cancéreuse, on peut, avec Bonnett, faire découler les règles d'hygiène suivantes :

1° Relever la nutrition par les aliments de chaleur comme les corps gras et en particulier l'huile de morue, par les cordiaux, tels que les vins généreux, la respiration de l'air pur de la campagne, les exercices corporels, les frictions sèches, l'hydrothérapie, les bains de mer, les eaux minérales salines, bromoïodurées et sulfureuses, les eaux ferrugineuses, etc.

2° Nous y ajouterons les médicaments qui modifient profondément la nutrition des éléments histologiques, tels que la ciguë, l'iode, l'arsenic, etc., car ce n'est que dans les altérants que l'on peut songer à chercher des modificateurs de l'état diathésique ou du travail organique qui le subordonne.

Nous pensons donc que les malades, porteurs d'un cancer opérable, devraient être préparés à l'opération (suivant l'ancien langage), par les pratiques hygiéniques et thérapeutiques qui précèdent, dans le but de détruire l'anomalie de la nutrition qui constitue la diathèse. La même règle serait applicable dans le traitement des cancers viscéraux et inopérables auxquels elle devrait être opposée avec d'autant plus d'énergie et de persévérance que l'immobilisation du mal par la destruction de la diathèse constitue le seul objectif de la pratique. A l'appui de cette courageuse persévérance avec laquelle le médecin doit attaquer la diathèse; nous citerons l'observation d'un succès remarquable recueilli par l'un de nous en 1845 :

Mme D... (de l'arrondissement de Sainte-Ménehould), âgée de 38 ans, d'une forte constitution, d'un tempérament lymphatico-sanguin, sans autre antécédent héréditaire que des affections herpétiques, subit en 1845 l'ablation d'une tumeur du sein de 7 kilogrammes avec un plein succès. Mme D... faisait remonter l'origine de sa tumeur à un choc sur le sein à la suite de sa seule couche qui avait eu lieu dix-huit ans auparavant. Pendant plusieurs années il n'y avait eu qu'une petite *glande* sans importance; mais au bout de quinze ans la tumeur était devenue si énorme, que pour éviter la difformité, la malade portait plusieurs serviettes du côté opposé. A cette époque Mme D... vint consulter à Paris, et Lisfranc et Velpeau *refusèrent de l'opérer*. Ce fut seulement deux ans plus tard que fut pratiquée l'ablation de la tumeur par le docteur Bouland (de Sainte-Ménehould), assisté de M. Suaire (d'Herpont) et de l'un de nous. Les circonstances paraissaient on ne peut plus défavorables; la volumineuse tumeur était ulcérée et présentait un énorme champignon de végétation icoreuse; la teinte cachectique était des plus prononcée, l'amaigrissement considérable; une grande faiblesse et un certain degré de fièvre hectique retenaient la malade couchée. Sa perte était certaine et peu éloignée, et ce fut même là le motif déterminant de l'opération pour la famille de Mme D..., qui en cela cédait aux inspirations d'un de ses parents, ancien officier de santé des armées de l'Empire. Nous passons sur les détails de l'opération pendant laquelle il y eut une longue syncope, sur l'immense dénudation du thorax qu'elle nécessita, sur deux hémorrhagies en nappe qui eurent lieu dans les premiers jours, pour nous borner à indiquer que le travail de la cicatrisation fut régulier et la guérison complète et sans récidive, à tel point qu'à ce jour, vingt-quatre ans après l'opération, Mme D... jouit d'une excellente santé. Nous ne pouvons attribuer ce magnifique résultat qu'à ce que la diathèse avait disparu au moment où fut pratiquée l'opération, ou bien qu'à ce que la tumeur n'était pas un cancer. Mais si une tumeur non cancéreuse peut offrir un tel aspect de gravité et de telles chances de récidive, que des chirurgiens comme Lisfranc et Velpeau se refusent à l'opération, il faut bien admettre que le diagnostic peut présenter des difficultés parfois insurmontables, et que c'est là un puissant motif de traiter et ensuite d'opérer les tumeurs d'apparence cancéreuse.

Notre appréciation trouve un appui dans la haute autorité de MM. Trousseau et Pidoux, qui, après avoir douté de l'utilité de la ciguë contre le cancer, en sont arrivés à la recommander dans des termes encourageants. Ces auteurs déclarent que la ciguë leur a paru un des agents les plus puissants dans le traitement des engorgements chroniques. Ils l'appliquent en cataplasmes, eu même temps qu'ils font des lotions-iodées sur la tumeur, et qu'ils donnent à l'intérieur l'acide arsénieux à la dose de 25 décimilligrammes à 1 centigramme. Tout en conservant l'iode et l'arsenic comme auxiliaires de la ciguë, nous choisirions pour les applications externes le baume cicuté de MM. Devay et Guillermont, et nous donnerions à l'intérieur leurs pilules avec les séminoïdes de ciguë ou bien la solution de cicutine au centième dans l'eau alcoolisée, à la dose de 10 à 30 gouttes, deux ou trois fois par jour, dans du vin d'Espagne.

II. MALADIES DE LA PEAU. — Les herpétides sont des premières affections contre lesquelles fut constatée l'efficacité de la ciguë, par Jean Wier, au seizième siècle. En 1837, Fantonetti leur opposa les bains de ciguë, avec huit à dix poignées de cette plante infusée ou bouillie dans l'eau. Il regarde ce bain comme calmant, contro-stimulant et résolutif. En 1855, un médecin russe, Murawjeff, fit les mêmes applications d'une pommade de cicutine au quarantième.

Le traitement cicuté a été employé à peu près contre toutes les formes des maladies herpétiques, telles que érythème, eczéma, impétigo, lichen, prurigo, psoriasis, teigne et gale, ulcères, etc.

L'expérimentation nous a montré que la cicutine peut agir, en pareil cas, comme sédatif local de la sensibilité cutanée, comme agent de destruction des épithéliums et par suite des néoplasmes herpétiques, comme parasiticide puissant et antiseptique (dans le cas d'ulcères). Les applications locales des préparations cicutées réalisent ces divers effets au plus haut degré, mais l'administration interne n'est pas dépourvue d'action, vu la concentration du médicament sur la peau par voie d'élimination.

III. AFFECTIONS CATARRHALES DES MEMBRANES MUQUEUSES. — 1º Le catarrhe de vessie et la blennorrhée ont cédé à la ciguë (Valentin), ce dont on n'a pas lieu d'être surpris en songeant que la cicutine éliminée par l'urine peut agir comme anesthésique et hypocinétique des voies urinaires, en même temps que comme détersif de la muqueuse dont elle détruit l'hypergénèse épithéliale.

2° C'est de la même façon qu'il faut interpréter les succès obtenus avec la cicutine contre l'ophthalmie scrofuleuse avec prédominance de la photophobie et du spasme palpébral, par Fronmuller, Murawjeff, Mautner, etc.

3° Mais c'est contre le catarrhe des voies respiratoires que la ciguë trouve son emploi le plus rationnel, puisque l'expérimentation nous a démontré l'abondante élimination de la cicutine par cette voie.

IV. Phthisie. — On comprend donc l'amélioration obtenue chez certains phthisiques par les fumigations cicutées d'Alibert; par la cuirasse d'emplâtre de ciguë, appliquée par MM. Trousseau et Pidoux sur la poitrine; par la phellandrie de Sandras et les séminoïdes de ciguë de Parola.

D'après MM. Trousseau et Pidoux, l'emplâtre de ciguë tempère les douleurs de poitrine, calme la toux, rend l'expectoration plus facile, modère la fièvre et retarde la fonte des tubercules. « En un mot, disent ces auteurs, nous avons obtenu chez plusieurs poitrinaires un amendement et une suspension des accidents que nous n'aurions eus peut-être par aucune autre médication connue. »

Les données qui nous ont été fournies par l'expérimentation peuvent servir à interpréter ces résultats. En effet, l'action anesthésique et acinétique calme les douleurs et la toux, l'action fluidifiante, du mucus facilite l'expectoration, en même temps que la propriété antiseptique prévient la septicémie par résorption putride à la surface des ulcères pulmonaires; enfin l'action vaso-motrice efface les fluxions circumtuberculeuses et les phlegmasies de voisinage qui amènent la fonte des tubercules, pendant que la sédation générale de la circulation modère la fièvre. Néanmoins la ciguë nous paraît devoir être employée avec réserve chez les phthisiques, parce qu'elle n'est qu'un palliatif, et qu'elle exerce une action dépressive générale peu compatible avec le remontement de l'organisme qui est le principal objectif du traitement de la tuberculose.

V. Scrofules. — La ciguë servit à combattre d'abord toute espèce d'engorgements et d'ulcères, et l'on ne peut douter que plus d'un de ceux qui furent guéris comme cancéreux n'aient été que scrofuleux. C'est ainsi que des ganglions engorgés et ulcérés furent guéris par

Collin, Marteau (de Grandviliers), Hufeland, et, plus tard Baudelocque (1835), par M. Bazin (1861), qui employaient en même temps l'iodure de fer, et cela contre les manifestations peu avancées de la scrofule. Vogt avait aussi précisé l'emploi de la ciguë dans les manifestations superficielles de la scrofule plutôt que dans les profondes.

L'expérimentation physiologique s'accorde encore ici avec l'observation clinique pour expliquer comment la ciguë a moins de prise contre la scrofule ostéo-fibreuse ou secondaire (ostéite, périostite, tumeur blanche, etc.) que contre la scrofule superficielle ou primaire (scrofulides, catarrhes et ulcères scrofuleux). En effet, dans la scrofule profonde, la ciguë ne peut agir que par son action altérante générale pour atténuer le développement des néoplasies intersticielles des tissus, comme dans le cancer, tandis que dans les scrofulides et les catarrhes scrofuleux, l'action altérante générale est renforcée par les effets beaucoup plus importants de la cicutine sur la peau et les muqueuses par lesquelles elle s'élimine. C'est donc bien moins à cause de sa nature scrofuleuse que la maladie est atteinte par les préparations cicutées, qu'en raison du caractère hyperplasique de ces manifestations et du siége de celles-ci sur les surfaces où se concentre l'action thérapeutique.

VI. Syphilis. — Ce que nous venons de dire de la scrofule est applicable à la syphilis, dont les manifestations cutanées, muqueuses, ulcéreuses, conjonctives et ostéo-fibreuses ressemblent tant à celle de l'affection strumeuse. La ciguë a été opposée par Hunter, Cullen, Swédiaur, aux engorgements et ulcères syphilitiques; par Biett et Cazenave aux accidents secondaires en l'associant au mercure. Enfin, en 1855, Murawjeff a combattu les douleurs ostéocopes par la friction avec 1 à 3 gouttes de cicutine sur la peau préalablement lavée à l'alcool.

VII. Rhumatisme; — Hydropisie; — Engorgements viscéraux et glandulaires ou obstructions. — Le rhumatisme forme une sorte de transition entre les maladies où la ciguë s'emploie comme résolutif et celles ou l'on recherche son action sédative. Ainsi M. Laboulbène a employé avec succès 2 à 6 pilules de 1 décigr. de ciguë et une pommade au quart d'extrait contre la monoarthrite chronique, suite ou non de rhumatisme aigu.

Dans le rhumatisme subaigu, c'est la propriété sédative qu'a recherchée M. Nelligan.

Murawjeff a en outre opposé les frictions de cicutine à la synovite et à l'hydarthrose.

MM. Trousseau et Pidoux se louent des cataplasmes de ciguë sur le ventre contre l'ascite liée à une péritonite chronique ou à des tumeurs abdominales. Enfin il est incontestable que des engorgements viscéraux et glandulaires du foie, de la rate, etc., de nature scrofuleuse ou syphilitique, et qui le plus souvent n'étaient que des congestions chroniques, ont cédé à la ciguë, et que ce fut encore là une des sources d'erreur qui fit admettre trop facilement la guérison des squirrhes et des cancers.

B. — Emploi des préparations cicutées comme sédatif de la sensibilité
et de la motricité contre les névroses.

I. HYPERESTHÉSIE. — La ciguë a été appliquée comme stupéfiant au traitement des névralgies (Fothergill), et surtout du tic douloureux (Chaussier et Duméril), de la sciatique (Guersant), etc.

La physiologie expérimentale nous a montré qu'autant l'anesthésie générale est incomplète et lente à se produire avec la cicutine, même à dose toxique, autant l'anesthésie locale est rapide et complète, soit sur la peau, soit sur les nerfs voisins du point d'application de l'agent. Il ne faut donc compter sérieusement que sur l'action locale des médicaments cicutés pour calmer les douleurs. On sait que depuis longtemps, dans le nord de l'Europe, on applique dans ce but des topiques faits avec le suc ou la pulpe de la racine de ciguë vireuse. Nous avons déjà dit que Murawjeff frictionnait la peau avec 1 à 3 gouttes de cicutine pour calmer les douleurs névralgiques, rhumatismales et syphilitiques. Nous avons souvent réussi à enlever des pleurodynies et autres myosalgies rebelles au moyen de l'emplâtre d'extrait de ciguë, et nous ne doutons pas que l'injection hypodermique d'une solution au vingtième de cicutine ne soit un des plus puissants moyens de calmer les douleurs névralgiques et rhumatismales. Les douleurs des maladies inflammatoires (ophthalmie, dysenterie, etc.), ainsi que celles des tumeurs et ulcères de nature cancéreuse, scrofuleuse, syphilitique, etc., comme la démangeaison des affections dartreuses cèdent aussi bien, plus sûrement aux topiques cicutés qu'à l'administration interne.

II. HYPERCINÈSE. — L'action des médicaments cicutés contre les convulsions et les spasmes se prête à l'interprétation physiologique bien plus facilement que leurs propriétés résolutives. Cependant, comme la physiologie expérimentale est la source à laquelle les médecins ont le plus rarement puisé leurs inspirations jusqu'à notre époque, c'est à peine si quelques essais ont été tentés contre les hypercinèses.

1° Le tétanos spontané et traumatique a été combattu au moyen de la cicutine par Œsterlen. Fergusson ne réussit pas avec 3 à 7 grains de ciguë toutes les deux heures; mais Stewart obtint un succès en donnant pendant douze jours 25 centigrammes d'extrait de ciguë toutes les deux heures (ce qui fait 3 grammes par jour). Une observation remarquable de guérison est celle qui fut recueillie en 1860 par Corry (Bul. de thérap., t. LX, p. 180). Il s'agit d'un cas de tétanos traumatique survenu dix jours après l'écrasement de la main. L'extrait de ciguë fut administré à la dose de 2 grammes par jour par prises de 25 centigrammes pendant quinze jours, et ensuite à doses décroissantes pendant une semaine. L'amélioration se manifesta avec l'apparition des premiers phénomènes du cicutisme, l'engourdissement et la faiblesse des membres inférieurs, du premier au troisième jour du traitement. Elle s'accentua avec les progrès des phénomènes physiologiques, tels que la paralysie complète des membres inférieurs, l'affaiblissement des membres supérieurs et la dysphagie. La guérison était obtenue quand commença l'atteinte des muscles respiratoires, à la fin de la deuxième semaine. Le spasme qui résista le plus longtemps fut un certain degré de trismus, et nos expériences montrent en effet que les extrémités des nerfs moteurs de la tête sont les dernières à se paralyser avec celles des nerfs respiratoires.

L'opinion que nous nous sommes faite d'après ces données de la clinique, rapprochées du résultat de nos expériences physiologiques, c'est que le tétanos pourrait être avantageusement combattu par les préparations cicutées, qui offrent l'avantage sur le curare d'avoir une composition à peu près constante quand elles sont bien choisies. Nous avons montré qu'à dose médicale la cicutine n'augmente pas notablement l'excitabilité de la moelle, et qu'elle produit cependant une parésie très-prononcée des nerfs moteurs. Celle-ci peut être poussée sans crainte jusqu'à la solution du spasme tétanique, puisque les mouvements respiratoires sont les derniers atteints et que le cœur survit à tous les autres organes. Nous avons dit ailleurs pourquoi les chances de succès de la cicutine contre le tétanos strychnique nous paraissaient beaucoup moins favorables.

Des tentatives infructueuses ont été faites contre l'hydrophobie.

Sauvage a obtenu un succès contre l'épilepsie, dont on peut rapprocher des névroses moins graves, l'hystérie et la chorée, où la cicutine nous paraît bien inférieure à une foule d'autres moyens thérapeutiques bien éprouvés, le bromure de potassium en particulier.

2° La coqueluche a été combattue avec succès à Varsovie, en 1781, au moyen de la ciguë par Schlesinger, qui l'unissait à l'émétique, et plus tard par Buttér et Odier, et enfin au moyen de la cicutine par Spengler. La coqueluche est l'un des spasmes où la ciguë doit développer toute son activité, car ici l'action générale se renforce d'un effet localisé sur la surface respiratoire par voie d'élimination. On obtiendra donc au plus haut degré l'action anesthésique et hypocinétique des bronches en même temps que l'action expectorante et modificatrice de la nutrition de l'épithélium.

L'asthme et la toux spasmodiques sont modifiés dans le même sens que la coqueluche.

La dysphagie spasmodique (Hufeland) et même la dysenterie ont été combattues par la ciguë.

La réputation anaphrodisiaque de la ciguë devait nécessairement conduire à l'essayer contre le priapisme, le satyriasis et la nymphomanie. Nous croyons qu'elle serait moins inutile contre la spermatorrhée et contre le spasme de l'urèthre et de la vessie lié à l'uréthrite et à la cystite. Les expériences cliniques, encore peu nombreuses, nous l'ont fait comparer, dans ces cas, à la digitale et au bromure de potassium.

En 1771, Masars de Caselles améliora par la ciguë la cataracte d'un prêtre, à une époque où l'on ne pouvait soupçonner que cet effet était dû simplement à la mydriase par paralysie des filets pupillaires de la troisième paire, qui permettaient l'entrée dans l'œil d'une plus grande quantité de lumière, surtout si la cataracte était centrale.

C. — Emploi des préparations cicutées, comme sédatif cardio-vasculaire.

La dépression si marquée que produit la ciguë sur la circulation a inspiré son emploi contre les palpitations cardiaques et la fièvre.

1° Contre les palpitations, Parola, en 1853, et Bottini, en 1856,

administrèrent la poudre de semence de ciguë à la dose moyenne de
20 centigrammes par jour. Parola réussit à calmer les palpitations
dans un cas d'hypertrophie avec dilatation du cœur et dans un cas
de lésions valvulaires, et il les guérit promptement chez une chloro-
anémique. Bottini a appliqué la ciguë avec succès aux palpitations
nerveuses ou sthéniques, qui ne guérissent pas par le fer comme
celles des chlorotiques, ni par la digitale comme celles qui se lient
aux troubles hydrauliques de la circulation. C'est pour ce seul cas
des palpitations sthéniques liées, soit à l'hypertrophie simple du
cœur, soit à l'état nerveux, que nous réserverions le traitement cicuté dont l'action dépressive ne nous paraît pas s'adapter aux autres
cas.

2° En 1849, Wertheim a employé la conicine à la dose d'un demi-grain
par jour pour déprimer le pouls dans le typhus à forme inflammatoire, et couper la fièvre intermittente. Mais, en 1853, Reuling et
Salzer n'observèrent le ralentissement du pouls que chez deux thy-
phoïdes sur douze, et ils n'améliorèrent qu'un cas de fièvre intermittente sur quatorze. Ray employait la ciguë dans les fièvres graves,
comme sudorifique et même dans l'érysipèle.

3° Autenrieth faisait pratiquer des injections avec la décoction de
ciguë et de valériane, au début de la fièvre puerpérale. Cette pratique trouve sa justification dans l'action énergiquement antiseptique
que nous avons reconnue à la ciguë, au moins contre la forme putride de l'affection puerpérale. La même action antiputride est commune à toutes les huiles volatiles, et se retrouve par conséquent dans
la valériane.

D. — Action antiputride et parasiticide de la ciguë.

On a vu précédemment que les topiques de ciguë et la pommade
de cicutine au quarantième tuent les épiphytes de la teigne et les
épizoaires tels que le sarcopte de la gale, comme ils tuent les vi-
brions qui constituent le ferment putride.

La ciguë tue également le ténia, propriété qui lui est commune
avec les huiles volatiles, ce qui pourrait ôter de la valeur aux deux
cas de M. Maulucci dans lesquels la ciguë produisit un effet ténifuge
concurremment avec la valériane, si l'action parasiticide de la ciguë
n'était pas parfaitement établie d'ailleurs.

La première observation de M. Maulucci est celle d'un homme de

28 ans offrant, depuis dix ans, les signes du ténia qu'il n'avait pas rendu par divers anthelmintiques, et en particulier par le grenadier. Il prit des feuilles de valériane auxquelles se trouvaient accidentellement mélangées des feuilles de ciguë, qu'il avait envoyé chercher par un de ses enfants. Il éprouva les symptômes du cicutisme, tels que vomissements, convulsions, etc., et quatre heures après l'ingestion de ces substances, il rendit un ténia entier avec la tête.

Le second cas est celui d'un enfant de 5 ans, qui n'avait rendu que des portions de ténia par d'autres vermifuges, et qui expulsa le ver entier après avoir pris 15 centigrammes de poudre de ciguë unie à de la valériane, et une purgation à l'huile de ricin nécessitée par les phénomènes toxiques. (BULL. DE THÉRAP., t. XXX, p. 70.)

On remarquera que les doses de ciguë qui exercèrent l'action ténifuge atteignaient la limite des doses toxiques, comme on le voit pour l'acide arsénieux et d'autres poisons. Nous ne voulons pas faire sortir des applications thérapeutiques qui précèdent une généralisation prématurée, mais il nous semble opportun de faire, dès à présent, ce rapprochement, que la ciguë est un poison des hématies comme des éléments cellulaires et des protozoaires, et qu'elle abolit la propriété des éléments nerveux, et même, dans certaines conditions, celle des éléments musculaires.

DEUXIÈME PARTIE.

ANALYSE DES EFFETS DE LA CICUTINE SUR LES DIVERS SYSTÈMES ET APPAREILS DE L'ORGANISME.

Art. Iᵉʳ. — Action de la cicutine sur les épithéliums.

I. — Sur une grenouille que l'on empoisonne en lui plaçant deux gouttes de cicutine dans la bouche, celle-ci est recouverte après quelques minutes, sur toute sa surface, d'un enduit visqueux, blanc jaunâtre en magma où l'on aperçoit au microscope : 1° des cellules épithéliales saines ; 2° des cellules dont le noyau est plus apparent et irrégulier ; 3° enfin d'autres cellules dont les contours deviennent d'abord irréguliers et qui finissent par se dissoudre.

Cette atteinte de la muqueuse de la bouche par la cicutine n'est que superficielle dans les cas d'application unique du poison ; car dès le lendemain cette membrane offre son aspect normal. Cela résulte sans doute de ce que le poison ne désorganise pas le tissu conjonctif et nous avons en effet constaté à plusieurs reprises que ce tissu n'offre aucune altération marquée au microscope dans les plaies d'insertion de la cicutine, alors que les nerfs et les muscles touchés sont fortement altérés. Cependant par des applications réitérées de cicutine pure dans l'œil d'une grenouille, nous en avons réduit la conjonctive en gelée, et il s'est produit pendant les jours suivants une opacité de la paupière et du segment inférieur de la cornée. Il est vrai qu'une solution de cicutine au dixième a pu être instillée à plusieurs reprises dans l'œil de la grenouille et du chien sans y produire d'autre altération qu'une irritation passagère toujours avec inviscation du mucus.

II. — L'épithélium de la peau des grenouilles est modifié comme celui des muqueuses, c'est-à-dire qu'il est réduit en un magma visqueux où le microscope révèle la même altération des cellules, et qu'il se produit une desquamation complète de la peau.

Ces faits peuvent déjà servir de base à l'interprétation des résultats curatifs obtenus par les préparations cicutées dans diverses affections des membranes muqueuses et de la peau.

Art. II. — Action de la cicutine sur le sang.

A. — L'altération du sang à des degrés divers est un effet constant de l'action de la cicutine. Tous les auteurs ont noté l'aspect brun, fluide ou visqueux du sang dans l'empoisonnement cicuté, et nous l'avons observé nous-mêmes très-accentué sur le sang des règles des femmes soumises à de simples doses thérapeutiques de cet alcaloïde.

Nous avons déjà dit que ce travail avait été entrepris dans le but même de pousser plus loin l'étude analytique de cette altération du sang qui seule nous paraissait devoir donner la clef des effets altérants et résolutifs des médicaments cicutés.

Voici sur ce point les résultats de nos observations :

I. Examen du sang mis au contact de la cicutine hors des vaisseaux. — On a vu dans la plupart de nos expériences que les plaies d'insertion de la cicutine donnaient un écoulement de sang abondant, que le sang ainsi mélangé à la cicutine est brun et visqueux et qu'il présente au microscope une altération très-accentuée et parfaitement définie : le noyau des globules rouges devient plus apparent, beaucoup plus gros et très-granuleux en même temps que le protoplasma est refoulé en une couche mince à sa surface où bientôt il se dissout en un magma uniforme.

Voulant comparer les effets sur les hématies du second alcaloïde liquide, la nicotine, nous avons soumis à l'examen microscopique le sang mêlé de nicotine qui s'écoule des plaies d'insertion, et voici ce que nous avons observé : d'abord les globules pâlissent et leur noyau devient plus apparent ; puis le protoplasma se fond peu à peu, et l'on ne distingue bientôt plus que le noyau qui est très-granuleux. On ne remarque pas de changement dans le volume du globule sanguin avant sa fonte.

Pour comparer ensuite l'action des alcalis minéraux sur le sang avec ceux des alcalis organiques, nous avons d'abord mêlé à ce liquide une goutte de solution de potasse au dixième. Immédiatement le protoplasma devient granuleux, puis il pâlit et disparaît, laissant le noyau qui persiste d'abord sans changement de volume, puis s'*agrandit,* devient un peu granuleux et fond à son tour.

Avec la solution de potasse au quarantième, le protoplasma devient moins granuleux et les noyaux semblent se fondre plus vite que dans le cas précédent.

L'acide acétique modifie le globule à peu près comme la solution de potasse en rendant d'abord le protoplasma granuleux ; seulement il ne gonfle pas notablement le noyau.

Avec l'ammoniaque pure, les globules sanguins de la grenouille s'arrondissent immédiatement, se gonflent un peu et disparaissent très-rapidement, y compris le noyau.

Avec l'ammoniaque étendue de 10 parties d'eau, les globules se gonflent, pâlissent et se dissolvent en laissant échapper leur noyau.

Avec de l'ammoniaque étendue de 25 parties d'eau, le noyau devient très-apparent ; le globule s'arrondit, pâlit successivement et arrive à être complétement incolore, de façon qu'on ne le distingue plus que par un léger contour, puis il se dissout et disparaît totalement lui et son noyau ; mais le noyau est resté plus longtemps apparent que dans les cas précédents.

Même action avec de l'ammoniaque étendue de 50 parties d'eau.

L'eau distillée fait paraître le noyau, mais il reste plus petit qu'avec la potasse et surtout la cicutine, et il devient moins granuleux. D'autre part, pendant que ses contours s'accusent on voit pâlir le protoplasma qui l'entoure et ne forme bientôt plus autour du noyau qu'une aréole à peine visible, puis se fond entièrement.

De ces expériences comparatives, il résulte que la cicutine paraît exercer une action propre sur les hématies, caractérisée surtout par le gonflement énorme des noyaux et leurs granulations.

Il n'est pas douteux qu'il existe en outre une certaine analogie entre l'action physico-chimique des alcaloïdes sur les organites du sang et celles des alcalis minéraux ; seulement il y a des différences tranchées dans la rapidité et l'intensité de l'action désorganisatrice de ces agents. On a vu que l'ammoniaque et la nicotine ont un effet plus prompt et plus intense que la potasse et la cicutine. Or personne ne peut contester aujourd'hui l'action profondément altérante et puissamment résolutive des alcalis minéraux, des eaux minérales alcalines, etc.; et par conséquent on ne refusera pas de reconnaître avec nous que c'est là une preuve inductive en faveur d'une analogie de propriété de la part des alcaloïdes précités. Nous allons du reste voir cette analogie d'action se continuer dans les observations qui suivent.

II. Altération du sang dans les vaisseaux a la suite de l'imbibition de leur paroi par la cicutine. — Nous l'avons observée dans trois conditions différentes :

1° Dans *les grosses veines* voisines du point d'insertion où les globules ont présenté exactement la même altération que dans le mélange direct du sang avec l'alcaloïde. Le noyau se gonfle, devient plus apparent et granuleux, et n'est plus entouré que d'une zone étroite de protoplasma. Cependant les globules conservent leur forme arrondie, et le résultat de leur gonflement est la formation d'une gelée sanguine qui oblitère la veine, en distend la paroi probablement altérée, au moins dans sa résistance, et en double le calibre.

2° Dans une seconde série d'expériences, nous déposons une goutte de cicutine sur la membrane interdigitale de la grenouille tendue sous le champ du microscope (oculaire 2, objectif 7). La membrane devient plus transparente ; son épithélium se réduit en un magma visqueux ; ses capillaires deviennent beaucoup plus foncés et plus volumineux, et la circulation s'y arrête immédiatement. Les mêmes phénomènes se produisent sur tous les points de la membrane à mesure que la goutte de cicutine s'y étend comme de l'huile. Dans les plus gros capillaires, les globules sont encore arrondis avec un noyau granuleux, très-volumineux et entourés d'une couche à peine visible de protoplasma qui en dessine la forme. Mais dans les plus petits capillaires, les noyaux gonflés sont tellement pressés les uns contre les autres, que la zone de protoplasma y a disparu, et que leur séparation n'est plus indiquée que par des lignes polygonales dans l'espèce d'empois sanguin.

L'application sur la membrane interdigitale de la grenouille d'une solution de potasse au vingtième donne lieu à des phénomènes très-analogues : la membrane devient plus transparente ; ses capillaires se dilatent et la circulation s'y arrête immédiatement. Après avoir enlevé la bouillie épithéliale qui recouvre la peau, on soumet à l'examen microscopique le sang dans les capillaires mêmes, comme on l'a fait pour la cicutine, et l'on y aperçoit les hématies altérées de la même façon que dans le mélange direct du sang avec la solution de potasse.

3° La tache d'aspect ecchymotique qui se forme constamment autour du point d'insertion de la cicutine est également due à l'arrêt du sang et à l'altération des hématies dans toute la zone envahie par le poison, comme nous l'avons constaté sur le chien, la souris et la grenouille.

En résumé, ces expériences montrent que la cicutine imbibe les parois vasculaires comme les épithéliums avec une extrême rapidité, et donne lieu à la même altération des hématies que celle que l'on observe dans le mélange direct du sang avec l'alcaloïde.

III. ALTÉRATION DU SANG PAR DIFFUSION CIRCULATOIRE DE LA CICUTINE. — Notre expérience 24 sur le chien nous a permis de suivre par degré l'altération du sang, depuis la désorganisation des hématies par le mélange direct de la cicutine avec le liquide sanguin dans la plaie d'injection, jusqu'à cette simple modification dans l'*aspect* du sang consistant dans sa fluidité et sa coloration brun foncé qui a été signalée dans tous les cas d'empoisonnement sur l'homme et les mammifères, et que nous avons nettement constatée sur le sang des règles des femmes en cours de traitement cicuté. Ainsi chez ce chien où la cicutine avait été injectée à la jambe droite, nous avons trouvé le sang liquide dans la veine fémorale de ce côté, tandis que dans la fémorale de l'autre côté le sang était coagulé. Il n'est pas douteux que la fluidité du sang dans la veine du membre injecté n'ait été due à la présence dans ce liquide d'une plus grande quantité du poison, puisque cette veine recevait tous les vaisseaux du membre par où s'effectuait l'absorption. Cependant ce sang fluide de la fémorale droite n'offrait aucune altération appréciable au microscope ; on n'y constatait rien de plus que dans le sang des sujets empoisonnés ou traités par la cicutine, c'est-à-dire la fluidité et une coloration plus foncée. Néanmoins l'altération du sang était ici rendue certaine par sa comparaison avec le sang de l'autre veine fémorale, et dès lors cela nous autorise à regarder comme une preuve d'altération générale du sang les mêmes caractères physiques de ce fluide dans les cas de diffusion circulatoire.

En d'autres termes, la modification des propriétés physiques du sang nous paraît suffisante pour affirmer son altération, en l'absence même de toutes lésions micrographiques des hématies. Il n'y a là que des différences d'intensité dans la lésion, parfaitement en rapport avec les différences de quantité du poison dans les diverses conditions ci-dessus étudiées ; mais le sens de l'altération, sa modalité n'en sont pas moins parfaitement définies; la cicutine est un poison des organites du sang, comme déjà des autres éléments cellulaires (épithélium, probablement cellules plasmatiques et éléments embryonnaires de toute sorte). On ne peut pas plus nier cette altération du sang, parce qu'elle n'est plus constatable au microscope, qu'on n'est tenté de nier l'action acinétique de la cicutine ou du curare, parce que le microscope ne révèle pas dans les nerfs moteurs de lésions appréciables.

Ne voulant pas sortir des limites de l'observation expérimentale pour nous engager dans le champ des hypothèses, nous n'essayerons pas de dire quelle est l'altération intime des globules sanguins à ce degré le moins prononcé. Nous nous bornerons à faire remarquer que le sang est noir au point de foncer la couleur de tous les viscères et de la peau des grenouilles sur les parties empoisonnées dont la teinte tranche sur le ton clair des parties préservées. Ceci fait naturellement naître la pensée que le sang cicutiné est moins propre à absorber l'oxygène dans l'acte respiratoire, que les hématies respirent moins bien, et l'abaissement de la température, qui ne manque pas de se produire à une certaine période du cicutisme, plaiderait en faveur de cette opinion. Mais nous le répétons, nous n'avons pas fait d'expériences comparatives sur le pouvoir absorbant du sang normal et du sang cicuté pour l'oxygène de l'air, pas plus que sur les proportions d'acide carbonique et d'urée excrétées par les animaux ou les personnes soumises à l'action des préparations de ciguë; ce sont des expériences à longue portée que nous essayerons d'instituer. Quelle que soit la nature intime de l'altération du sang, on ne peut se refuser à admettre que la cicutine, dont l'action sur les hématies est si énergique quand elle est concentrée, n'agisse encore sur les *fonctions* de ces organites quand elle a été diluée par la diffusion. On voit pareillement les nerfs altérés dans leur structure histologique par les applications directes de cicutine n'être plus influencés d'une manière apparente que dans leurs fonctions par le poison étendu ou diffusé, et il en est de même des muscles.

Ainsi donc la cicutine agirait sur l'*organisation* et sur la *fonction* des hématies ainsi que sur la structure des épithéliums et probablement sur la nutrition de tous les éléments plasmatiques, et par ce côté de son action elle appartiendrait aux agents nommés *altérants*. Cette altérance du sang a été très accentuée sur une grenouille à laquelle la main et le pied avaient été coupés pendant le cicutisme, car pendant les six jours que vécut l'animal les moignons furent le siége d'un suintement hémorrhagiforme qui paraît avoir été la cause de la mort, et cela avant que le travail de cicatrisation n'ait été un peu avancé. Comme les alcalis minéraux, la cicutine fluidifie le sang et détruit les hématies, c'est donc un altérant physique. Mais l'altérance chimique n'est plus la même; car tandis que les alcalins favorisent l'action de l'oxygène sur les éléments orga niques, en activent la combustion et peuvent ainsi produire à forte dose un appauvrissement par excès de dépenses, la cicutine paraît au contraire entraver l'action de l'oxygène, amoindrir le travail combustif, et sous ce rapport elle se rapprocherait des médicaments d'épargne tels que le phosphore, l'arsenic, l'alcool, etc. Cependant nous ne sachions pas qu'il ait été démontré que la ciguë soit un poison stéatogène.

B. — Les études expérimentales qui précèdent établissent que la cicutine altère nou-seulement les hématies, mais encore un élément histologique beaucoup plus solidement constitué, la cellule épithéliale des muqueuses et même celle de la peau des grenouilles.

Nous pensons que ce serait un progrès de faire de ces deux phénomènes la double base d'interprétation des faits curatifs généraux et locaux qui se sont depuis longtemps imposés à l'observation des cliniciens.

Ainsi, au lieu de rapporter à une irritation substitutive *commune* dont on ne s'est pas imposé la preuve, la guérison des herpétides, des syphilides, des scrofulides ainsi que des catarrhes et des ulcères de même nature ou de faire dériver ces guérisons d'une action spécifique antidartreuse, antiscrofuleuse, etc., il serait plus conforme à l'expérimentation de reconnaître que la cicutine peut, par son action locale et même diffusée, entraver la formation et opérer la destruction des néoplasies encore peu avan cées ou d'un rang histologique peu élevé. Ainsi s'expliqueraient les succès d'un même agent contre des maladies en réalité très-différentes par leur nature et leur origine, mais qui se traduisent par des actes morbides analogues : les hyperplasies cutanée, muqueuse, glandulaire et même interstitielle et parenchymateuse. Cela se conçoit sans peine pour les applications topiques des préparations cicutées contre les néoplasies de la peau et des mu-

queuses ; on comprend même l'efficacité possible de la ciguë contre
les indurations des parenchymes et contre les ostéites et les périos-
tites à leur premier âge, alors qu'elles ne sont constituées que par
une prolifération peu avancée des cellules plasmatiques du tissu
conjonctif. Il est même permis de se demander, sans rien exagérer,
si les cellules cancéreuses de Lebert qui appartiennent au groupe
épidermoïdal et si les éléments plasmatiques dont l'hypergenèse
est le point de départ du cancer d'après Virchow, ne seraient pas
aussi entravées dans leur formation et peut-être attaquées par la
cicutine, et si l'on ne trouverait pas là le secret de l'immobilisation
heureuse de certains cancers dont la plus sage pratique nous offre
des exemples encourageants, exemples qui seraient peut-être moins
rares si le praticien ne se laissait pas enchaîner par le dogme de
l'incurabilité du cancer. Nous devons dire cependant que nous
n'avons pas réussi à détruire les éléments d'un épithélioma (un peu
desséché) par le contact de la cicutine pure ou étendue ; ses éléments
sont seulement devenus plus apparents. Nous avons déjà dit que
le tissu conjonctif résiste aussi à l'action dissolvante de la cicutine.

ARTICLE III. — ACTION DE LA CICUTINE SUR LES ORGANISMES INFÉRIEURS
ET SUR LA FERMENTATION PUTRIDE.

Les animaux inférieurs différant peu des éléments cellulaires, on
pouvait déjà, sans forcer l'analogie, prévoir qu'ils seraient influencés
comme les épithéliums et les hématies. De fait la clinique nous a
révélé la propriété parasiticide de la ciguë contre les entozoaires
(ténia) les épizoaires (gale) et même contre les épiphytes (teigne).
Dès lors l'action antiseptique de la cicutine devenait très-probable
puisque les bactéridies qui constituent les ferments putrides, ne
sont que des filaments contractiles qui ne doivent, pas plus que les
parasites, pouvoir se révivifier ou se développer, en un mot vivre
dans un milieu cicuté.

Nous nous sommes imposé la démonstration expérimentale de
ces observations cliniques et de ces déductions physiologiques ; nous
croyons l'avoir trouvée dans les constatations suivantes :

1° De l'albumine abandonnée à l'air avec quelques gouttes de
cicutine pendant plusieurs semaines des plus chaudes de l'été ne
s'est nullement putréfiée, et l'on n'y a pas aperçu de microzoaires.

2° Nous avons laissé à l'air des grenouilles mortes du cicutisme par une température d'été de 28 degrés et d'autres grenouilles de comparaison tuées par la ligature du cœur': ces dernières se sont promptement putréfiées, tandis que les grenouilles cicutées se sont momifiées et ont été conservées par nous exposées aux intempéries de l'air extérieur jusqu'à ce jour, c'est-à-dire pendant dix mois. Remarquons à ce propos que l'alcool, les huiles volatiles et les autres hydro-carbures, dont la cicutine ne diffère que par la présence d'une molécule d'azote qui en fait une ammoniaque composée, sont aussi des agents anti-putrides et parasiticides à un haut degré, ce que ne doit pas faire oublier l'espèce de privilége dont l'une de ces substances, l'acide phénique, est actuellement l'objet.

3° Nous avons soumis des infusoires (paramécies, vorticelles, etc.), au contact d'une goutte de solution au cinquantième de cicutine, et voici ce que nous avons observé (Expérience XXVIIᵉ). Il y a d'abord des mouvements plus actifs et des contractions de tout le corps, puis les mouvements des cils vibratils se ralentissent et cessent, et les infusoires demeurent immobiles après deux à cinq minutes. Alors leur corps se dissout en laissant d'abord transsuder des gouttelettes huileuses.

Avec une solution de cicutine au dixième, les mêmes phénomènes se produisent, mais plus rapidement encore.

Il est remarquable de voir se produire aussi nettement chez les microzoaires la double action dynamique et altérante de la cicutine.

EXPÉRIENCE XXVIIᵉ (du 21 février 1869).

I. — Avec une solution au dixième de cicutine une vorticelle, à l'approche du liquide, referme ses cils vibratils et se rétracte lentement; le pédicule se contracte en vrille. Au bout de deux minutes environ, l'animal se dissout.

II. — Une deuxième vorticelle se comporte de même; mais, en la suivant plus attentivement, on observe qu'après la contraction il y a des mouvements de rotation sur son axe, puis le pédicule se déroule, et l'animal se vide après cinq minutes.

Plusieurs autres vorticelles présentent les mêmes phénomènes.

III. — Les paramécies meurent plus lentement que les vorticelles.

IV. — Une anguillule meurt en quelques minutes.

V. — Dans une solution au cinquantième, divers infusoires sont animés de mouvements de rotation sur leur axe, puis le mouvement vi-

Ainsi l'agitation et les contractions du début sont de véritables convulsions bientôt suivies de la paralysie. Celle-ci paraît correspondre au premier degré d'altération du tissu, car bientôt le corps de l'animal se dissout. Nous ne savons si les contractions des hématies, des leucocytes et des autres éléments embryonnaires sont pareillement influencés par la cicutine, mais il est certain qu'ils subissent les mêmes altérations de structure aboutissant à leur destruction.

4° Des têtards, longs de 15 millimètres, placés dans une solution au millième de cicutine, y sont pris de convulsions après six minutes, et ils sont immobiles, sans réaction à la piqûre, en un mot ils paraissent morts après quinze minutes. Mais si on les place dans l'eau pure, ils reviennent à la vie et présentent déjà des mouvements réactionnels au bout d'une heure. Dans une solution au cinquantième de cicutine, les têtards périssent immédiatement; leur épiderme tombe en bouillie et la matière colorante noire se dissout (XXVIII° expérience).

Les expériences qui précèdent montrent que la cicutine est un *poison général* comme le mercure et l'iode, et concourent, avec toutes celles que nous avons faites, à mettre hors de doute son *action altérante* et antiplastique, parasiticide et antiputride. C'est à la propriété antiputride de la ciguë qu'il faut sans aucun doute rapporter en grande partie l'action vulnéraire de cette substance, si anciennement constatée contre les ulcères de mauvaise nature (cancéreux, scrofuleux, etc.), ainsi que les bons effets des injections cicutées

bratil cesse. Ensuite leur corps se dissout en laissant d'abord transsuder des gouttelettes huileuses.

VI. — Le 23 avril 1869, divers infusoires pris dans de l'eau croupie sont soumis à l'action d'une ou deux gouttes de solution au cinquantième de cicutine dans l'eau. Ils s'agitent plus vivement d'abord, tournent sur eux-mêmes et demeurent immobiles dans l'espace de deux à trois minutes.

VII. — Des vorticelles soumises à l'influence de la même solution se referment, le mouvement des cils se ralentit, puis cesse après trois à quatre minutes. Au bout de cinq à dix minutes l'animal se vide; il en sort d'abord une à deux gouttelettes graisseuses.

VIII. — Des paramécies meurent et se vident aussi en cinq minutes.

Expérience XXVIII° (du 23 avril 1869).

I. — Des têtards longs d'un centimètre et demi, mis dans la même

opposées par Autenrieth à la fièvre puerpérale (forme putride). L'action antifermentescible et antiputride étant une fois démontrée, il est permis d'en prévoir de nouvelles applications aux maladies aujourd'hui assez nombreuses où le parasiticisme et la fermentation joueraient un grand rôle. Nous n'en citerons qu'une, la pustule maligne, où M. Davenne a trouvé des filaments qu'il regarda d'abord comme des bactéridies dont la diffusion dans toute l'économie produirait l'infection charbonneuse. Or en tuant les filaments qui vivent et se multiplient dans la pustule maligne, on préviendrait l'infection charbonneuse, comme en tuant les ferments putrides dans les plaies et dans leurs divers foyers d'évolution, on prévient l'infection putride. La destruction de la pustule maligne par le fer rouge et les divers caustiques, son pansement avec le sublimé corrosif et avec les divers aromates comme la feuille de noyer fraîche pilée, l'encens, etc., sont autant de moyens de détruire ou d'empoisonner les filaments charbonneux. Les mêmes moyens réussissent contre les plaies et ulcères putrides et de mauvaise nature. Or la cicutine, qui est si énergiquement antiputride et parasiticide, présenterait des conditions sérieuses de succès en topiques sur la pustule maligne.

Nous nous abstiendrons de poursuivre l'induction jusqu'à prévoir l'utilité possible de la cicutine contre les maladies miasmatiques où

---

solution, succombent immédiatement; leur épiderme tombe en bouillie et la matière colorante noire se dissout.

II. — Des têtards de mêmes dimensions, mis dans une solution au millième de cicutine, n'éprouvent rien pendant les cinq premières minutes. A six minutes, convulsions se renouvelant toutes les deux ou trois minutes, puis l'animal devient de plus en plus inerte. La piqûre de la queue, qui le faisait fuir et s'agiter vivement jusqu'à la cinquième minute, ne détermine plus que des convulsions sur place, après quoi l'animal retombe sur le côté. Au bout d'un quart d'heure, inertie complète, mort apparente.

Un autre têtard, remis après ce temps dans l'eau pure, revient au bout d'une heure. A ce moment, ses mouvements sont peu vifs, mais il s'en produit du moins à la piqûre de la queue. Au bout de deux heures, le retour semble complet.

Un deuxième têtard, remis au bout de vingt minutes seulement dans l'eau, ne revient qu'après deux heures. A ce moment, il ne fait que s'agiter sur place quand on pique la queue.

les fumigations de ses analogues, le tabac, l'acide phénique, le camphre, l'iode, etc., ne paraissent pas dépourvus d'action. Notre rôle est de ne pas sortir des conséquences immédiates de l'expérimentation physiologique.

Article IV. — Action de la cicutine sur les muscles et le cœur.

Elle se traduit par des altérations parallèles dans l'activité et dans l'organisation de l'élément musculaire.

A. — Altération de l'irritabilité musculaire.

§ I. — Action directe de la cicutine.

1° *Sur le cœur*. — On met à nu le cœur d'une grenouille rousse battant 40 fois par minute. On y place une goutte de cicutine sur le ventricule, et il y a arrêt immédiat suivi de quelques retours de contractions inégales qui ont lieu malgré la vacuité de l'organe. Au bout de trois minutes le cœur est définitivement arrêté en contraction, ridé et vide, non influencé par la pince électrique. La grenouille est lavée dans un bain complet, puis abandonnée. Six heures plus tard on retrouve le ventricule petit et arrêté, tandis que l'oreillette est volumineuse et donne 28 pulsations par minute. D'ailleurs l'animal ne présente aucun signe de mouvement ni de sensibilité. Les applications de cicutine sur le cœur nous ont donné constamment le même résultat, c'est-à-dire son arrêt en contraction en une à trois minutes.

2° *Sur le muscle*. — On met à nu les muscles des deux cuisses sur une grenouille, et après avoir constaté qu'ils sont parfaitement irritables à la pince électrique, on place une goutte de cicutine sur un adducteur du côté droit. Au bout de cinq minutes, le muscle cicuté ne se contracte plus à la pince électrique ni à la machine de Breton, il est d'une couleur plus foncée et les veines environnantes sont plus volumineuses qu'avant l'expérience ; fait que nous avons vu traduire l'altération des globules sanguins atteints par le poison. Inutile de dire que les muscles de la cuisse non cicutée sont restés irritables.

§ II. — Action de voisinage.

1° *Sur les muscles*. — Dans la plùpart de nos expériences on a vu les muscles de la région où était insérée la cicutine perdre plus ou moins vite leur irritabilité, et cela à une distance telle du point d'application qu'on ne pouvait plus supposer la cicutine concentrée quand elle avait pénétré par imbibition une aussi grande masse de tissu musculaire. Ainsi, chez la grenouille, nous voyons tous les muscles abdominaux et thoraciques d'un côté du corps devenir inexcitables par l'insertion d'une ou deux gouttes de cicutine au flanc. Si l'on se rapproche de l'aisselle, les muscles du bras peuvent participer à cette perte d'irritabilité, tandis que ce sont ceux de la cuisse si l'on s'est rapproché davantage du pli de l'aine.

Au delà des limites des muscles qui ont totalement perdu l'irritabilité, existent des muscles où elle n'est qu'affaiblie.

2° *Sur le cœur.* — Plusieurs de nos expériences sur les grenouilles montrent que l'imbibition peut s'étendre jusqu'au cœur lorsque l'insertion a été faite à la partie supérieure du flanc ou à l'aisselle, surtout à la dose de plusieurs gouttes. C'est à ce fait qu'il faut rapporter l'arrêt du cœur en dilatation en moins de deux heures dans les expériences 7° et 8°, et l'affaiblissement exagéré et prématuré de ses battements ainsi que son grand volume et sa mollesse dans plusieurs autres expériences, etc. Nous ne craignons pas de répéter qu'il y a là une cause d'erreur qui a fait regarder comme poison du cœur des substances qui n'agissent pas spécialement sur l'élément musculaire et qui n'avaient influencé le cœur que par imbibition de voisinage. La méprise serait d'autant plus facile avec la cicutine que de bonne heure cette substance affaiblit les contractions du cœur, comme celles de tous les autres muscles, en produisant la parésie des nerfs moteurs.

§ III. — Action diffusée de la cicutine sur l'élément musculaire.

La cicutine diffusée par absorption n'est pas un poison énergique du muscle, car chez tous les animaux à sang froid ou à sang chaud que nous avons soumis à cette substance, les muscles assez éloignés du point d'application pour n'avoir pas subi l'imbibition ont conservé leur irritabilité, et le cœur a été l'ultimum moriens, s'arrêtant, sinon en contraction, au moins sans dilatation. Nous sommes cependant bien loin de prétendre que le cicutisme n'affaiblit pas dans une certaine mesure l'irritabilité musculaire, car d'une part chez la grenouille, les muscles d'une patte empoisonnée se sont montrés en général moins irritables que ceux d'une patte préservée par la ligature de son artère qui pourtant sont notablement affaiblis par anémie ; et d'autre part l'irritabilité musculaire disparaît plus vite chez une grenouille tuée par la cicutine que chez celle qui a été tuée par la ligature du cœur.

De ce qui précède on pourrait conclure à trois degrés d'action de la cicutine sur l'élément musculaire : 1° l'abolition complète et rapide de l'irritabilité par le contact direct de la cicutine pure ou concentrée avec le muscle. 2° l'abolition plus lente et parfois incomplète de l'irritabilité par imbibition des muscles plus ou moins voisins du point d'application. On conçoit que le phénomène soit plus lent à se produire comme l'imbibition elle-même dont il est la conséquence et qu'aux limites des parties imbibées l'irritabilité ne soit qu'amoindrie vu la faible proportion de cicutine qui y arrive étendue par beaucoup de liquide organique. 3° Enfin l'irritabilité n'éprouve qu'une diminution sans importance par le contact avec la fibre musculaire de la cicutine diffusée par la circulation, diminution d'autant moindre que la proportion de cicutine dissoute par le plasma est moins grande en chaque point. Cette faible amyosthénie peut dès lors être négligée car elle ne peut servir de base à l'interprétation des résultats de la médication cicutée, ni par conséquent en légitimer l'extension. Mais il n'en est pas de même de l'amyosthénie locale qui, en se concentrant sur les surfaces d'entrée ou de sortie de la ciguë, contribue à en résoudre les spasmes.

B. — Altération de la structure des muscles, constatée au microscope.

1° Sur le chien de l'expérience XXII empoisonné par injection de deux gouttes de cicutine à l'aine droite, on trouve au point injecté les altérations suivantes des muscles touchés par le toxique : La fibre y est brisée et segmentée dans le sens horizontal, de sorte qu'elle est divisée en tronçons plus ou moins épais, dans l'intervalle desquels la fibre est effilée de façon à présenter assez exactement la forme d'un bambou. Dans certaines fibres ces tronçons sont moins épais et plus nombreux, et ils ressemblent à des disques empilés les uns sur les autres. La brisure des fibres a lieu dans l'intérieur du sarcolemme qui le plus souvent reste intact. L'intervalle effilé qui sépare les tronçons de fibres est trouble et légèrement granuleux ; leur striation est généralement conservée.

Cette altération a un certain rapport avec l'état connu sous le nom de dégénérescence cireuse ou de Zenker.

Les mêmes altérations des muscles touchés par la cicutine au point d'insertion ont été constatées chez le chien de l'expérience XXIV.

2º Chez la souris de l'expérience XXV tuée en une minute par l'injection d'une goutte et demie de cicutine à la jambe gauche, les fibres musculaires du point injecté présentaient une altération encore plus prononcée que sur les chiens. En effet, à côté de fibres segmentées en tronçons à l'intérieur du sarcolemme comme chez le chien, on en aperçoit d'autres qui forment des tubes irrégulièrement renflés et effilés entre les renflements. Le contenu est entièrement bouleversé; la striation y a complétement disparu. On observe de nombreux plis bizarrement contournés qui semblent formés par le sarcolemme (ce qui indiquerait que le contenu s'est ramolli?).

3º Les fibres musculaires de la grenouille mises en contact avec la cicutine montrent au microscope des altérations plus profondes encore. Aussitôt que le contact a eu lieu, la striation s'efface, le contenu devient granuleux, non pas comme dans la dégénérescence graisseuse, où les granulations conservent un certain alignement; ici les granulations sont disposées irrégulièrement. En même temps la fibre pâlit et devient d'une grande transparence; il semble que son contenu se soit fondu.

En comparant ces différents degrés d'altération de la fibre musculaire, on remarque que la cicutine agit d'abord sur la substance qui remplit l'intervalle des disques charnus (la myosine) (que l'on admette avec Bowmann la séparation de ces disques, ou avec le professeur Rouget leur réunion en spirale). Ce n'est qu'à un degré plus avancé que les disques sont altérés et détruits; le sarcolemme résiste généralement. Cette profonde désorganisation de la fibre musculaire par la cicutine concentrée, au point d'application de celle-ci, ou à peu de distance de ce point, explique l'abolition immédiate de la contractilité (en une à cinq minutes), précédée au début d'un instant d'accroissement de l'irritabilité accusée par la contracture du cœur ou de tout autre muscle, mis en expérience, au moment sans doute où la fibre non encore altérée dans sa structure subit l'irritation produite par le contact du toxique.

Les muscles qui avoisinent ceux qui ont été touchés par la cicutine perdent leur contractilité plus lentement. Le microscope n'y révèle pas l'altération profonde que présentent les fibres musculaires atteintes par le poison peu dilué. Cependant il nous paraît exact d'admettre que c'est à un commencement de lésions du même genre, non encore appréciables au microscope, qu'est due la perte d'irritabilité des muscles dans une zone plus ou moins étendue autour du point d'insertion.

En étendant le cercle de l'induction on est autorisé à appliquer la même interprétation aux effets diffusés de la cicutine sur tout le système musculaire.

Ainsi les effets de l'absorption du poison se trahirout d'abord par un certain accroissement de la contractilité musculaire favorable à la manifestation des convulsions dues à la surexcitabilité de la moelle dans la même période de début, à l'accélération de la respiration, à la contracture et peut-être à l'accélération du cœur, au resserrement des vaisseaux capillaires, à la constriction de la pupille, aux évacuations gastriques, intestinales et vésicales, etc.

Ce n'est qu'à une période plus avancée du cicutisme que l'irritabilité musculaire est affaiblie, au moment sans doute où les altérations physico-chimiques de la fibre la rendent moins apte à se contracter (sans aller jusqu'à l'abolition de sa contractilité), parce que le poison n'est pas assez concentré pour détruire son organisation.

En résumé l'action de la cicutine sur l'élément musculaire se manifeste comme sur les hématies par une altération de *structure* apercevable quand elle est concentrée et seulement par une atteinte de sa *propriété* quand le poison est étendu.

Article V. — Action de la cicutine sur le système nerveux.

Nous l'étudierons successivement sur le myélencéphale, sur les nerfs sensitivo-moteurs, sur les organes des sens et sur le système du grand sympathique.

§ I. — Action de la cicutine sur la moelle épinière.

A. — Effets de la cicutine sur la moelle par diffusion circulatoire.

Les expériences sur les animaux et les observations d'empoisonnement chez l'homme établissent la propriété que possèdent les préparations cicutées d'augmenter l'excitabilité de la moelle.

1° Celle-ci est révélée chez l'homme par des tremblements et quelquefois des secousses convulsives, plus prononcées dans les membres supérieurs, parce que la paralysie de leurs nerfs est moins avancée que celle des nerfs des membres inférieurs. Ce n'est qu'exceptionnellement qu'on observe des attaques épileptiformes, et les manifestations convulsives peuvent se borner à une secousse finale, comme cela est indiqué dans le récit de la mort de Socrate.

2° Pour observer nettement les phénomènes convulsifs dans les expériences sur la grenouille, il faut recourir à l'artifice de l'isolement d'une partie par la ligature de ses vaisseaux pour la soustraire à l'intoxication; on voit alors pendant la première demi-heure du cicutisme, des convulsions se produire à chaque excitation dans la partie préservée, et contraster avec une immobilité remarquable des autres parties.

Ces convulsions exigent, pour se produire, une absorption intense, et par conséquent de fortes doses de cicutine et une température ambiante assez élevée. La patte réactif montre que la moelle conserve de l'excitabilité longtemps après la perte de la motricité des nerfs et même de leur sensitivité, jusqu'à une époque voisine de la mort complète par arrêt du cœur.

3° Dans les expériences sur les mammifères et surtout sur les oiseaux, l'intensité des tremblements convulsifs, les secousses avec roideur, et, dans certains cas, l'opisthotonos témoignent hautement de l'exagération du pouvoir excito-moteur de la moelle. Ici encore les phénomènes convulsifs exigent, pour se produire, de fortes doses, et, par conséquent, n'apparaissent qu'après quelques minutes d'absorption. Or comme la parésie des extrémités motrices marche parallèlement avec l'augmentation du pouvoir moteur de la moelle, les convulsions de début ne sont possibles que pendant une période très-courte; elles font bientôt place à la paralysie qui masque ainsi l'état de surexcitabilité de la moelle. Mais si la dose du poison n'est pas mortelle, à mesure que l'élimination se fait, les extrémités nerveuses motrices recouvrent leurs propriétés, et redeviennent aptes à transmettre aux muscles les excitations de la moelle. Alors paraissent les tremblements convulsifs de *retour*, quoique l'animal soit encore très-paralysé; ils augmentent d'intensité à mesure que les extrémités motrices recouvrent leur conductibilité, pour disparaître en même temps que la paralysie (après une heure environ chez les oiseaux, c'est-à-dire à l'époque où l'élimination du poison est très-avancée). Les phénomènes convulsifs décroissant à la période de début à mesure que la paralysie augmente, cessant au summum de celle-ci et augmentant à la période de retour à mesure que la parésie des nerfs moteurs diminue, s'explique très-bien par l'espèce d'antagonisme que crée le cicutisme entre la moelle et les extrémités motrices des nerfs, en exaltant la première et amoindrissant les secondes. De même la disparition parallèle de la paralysie et de la convulsion est une conséquence inévitable de l'élimination de la cicutine qui les engendrait l'une et l'autre. Ainsi s'explique également le mélange, en apparence contradictoire, de convulsions et de paralysie qui caractérise le cicutisme, et la prédominance de l'un ou l'autre phénomène aux différentes phases de l'empoisonnement et dans les conditions diverses où il se produit.

B. — Effets des applications directes de la cicutine sur la moelle épinière.

Si l'on met à nu la moelle épinière d'une grenouille à la région dorso-lombaire, et que l'on y place de la cicutine, il se produit rapidement une insensibilité complète avec conservation du mouvement dans le train postérieur, prouvant que la tranche superficielle formée par les cordons postérieurs, et la substance médullaire a été seule atteinte. (Exp. XXIXe.)

Expérience XXIXe (du 20 janvier 1868).

A neuf heures quarante-cinq minutes, on place une très-petite goutte de cicutine sur la moelle lombaire d'une grenouille.

Après quinze minutes, l'animal ne paraît nullement influencé, il respire très-bien. Cependant si on étend les membres postérieurs sans secousses, l'animal ne les retire pas, et si on les pique, les écrase ou les brûle, il ne se produit pas le moindre mouvement réactionnel. Donc la sensibilité est complétement abolie dans le train postérieur. Mais si on excite légèrement la peau des parties antérieures, il se produit des mouvements réactionnels intenses dans les membres postérieurs comme dans les autres parties, et l'animal se met à sauter ; donc le train postérieur n'est pas paralysé du mouvement comme il l'est de la sensibilité.

On pratique la suture de la peau pour recouvrir la moelle, et pen-

Si l'on réitère les applications de cicutine, on ne tarde pas à constater des signes d'excitabilité accrue de la moelle, car le moindre toucher des parties antérieures restées sensibles provoque des convulsions réflexes générales.

Plus tard le train postérieur est paralysé du mouvement comme de la sensibilité, et la grenouille présente alors exactement la même attitude qu'une grenouille de comparaison à laquelle on a pratiqué la section de la moelle lombaire. Il semble donc que lorsque la cicutine est assez abondante pour atteindre la tranche profonde, celle des cordons et des racines antérieures, son premier effet est d'augmenter l'excitabilité des éléments moteurs de la moelle pour aboutir ensuite à les paralyser. (Expér. XXXᵉ.)

---

dant les huit jours que l'animal a été conservé il a présenté les mêmes phénomènes, ne retirant pas les membres postérieurs quand on les lui étendait sans secousses ou qu'on les irritait (parce qu'il ne les sentait pas), mais se mettant à sauter à la moindre secousse ou à l'excitation des parties antérieures. Il offrait le spectacle d'une véritable ataxie du train postérieur.

Expérience XXXᵉ (du 15 décembre 1867).

A dix heures on met à nu la moelle sur deux grenouilles. Chez l'une d'elles on place en haut de la région lombaire une demi-goutte de cicutine et l'animal ne s'agite pas ; l'autre grenouille est destinée à la comparaison.

Après vingt minutes (à dix heures vingt minutes), la grenouille à moelle cicutée retire beaucoup moins bien les pattes à l'extension et au pincement que la grenouille de comparaison ; toutes deux respirent. On ajoute une demi-goutte de cicutine sur la moelle de la première grenouille sans déterminer d'agitation, et vingt minutes plus tard les membres postérieurs se retirent à peine quand on les brûle ou les écrase, tandis qu'ils sont le siége de fortes convulsions, ainsi que tous les autres muscles quand on excite même faiblement la partie antérieure de l'animal. Donc le pouvoir réflexe de la moelle est augmenté. La grenouille respire.

Une heure vingt-cinq minutes après le début de l'expérience, la grenouille cicutée a les membres postérieurs tout à fait insensibles, car à leur excitation il ne se produit aucun mouvement, tandis que l'irritation des parties antérieures provoque des convulsions de tous les muscles, y compris ceux du train postérieur. On ajoute une nou-

Enfin, dans les expériences qui précèdent, on voit que la cicutine détruit les propriétés des éléments sensitifs de la moelle aussi bien que celles des éléments moteurs. Il est vrai que l'on est en droit de ne voir là qu'une action chimique et caustique. Cependant il est un rapprochement que nous croyons pouvoir faire entre l'action locale et les effets de l'intoxicatien générale : c'ést que dans les deux cas l'excitabilité motrice de la moelle est accrue, et probablement par le même mécanisme, celui de l'irritation des éléments nerveux, car dans l'empoisonnement général, de fortes doses de cicutine sont nécessaires pour réaliser ce résultat. Il est vrai encore qu'à la suite des applications directes, la paralysie des éléments moteurs de la moelle suit leur surexcitabilité, et que cela ne s'observe qu'à un degré très-faible et à la période ultime de l'intoxication, parcequ'ici la proportion de cicutine n'est jamais assez forte pour désorganiser ses éléments et en anéantir totalement l'activité. Nous avons déjà été conduits à une remarque semblable en comparant l'action locale et les effets diffusés de la cicutine sur les muscles,

En résumé, nos expériences démontrent que la *cicutine accroît*

---

velle goutte de cicutine, et presque aussitôt il y a une réaction convulsive qui se reproduit à diverses reprises par le simple toucher des parties antérieures.

Trois heures après la première application de cicutine, le train postérieur est paralysé du mouvement, car l'excitation des bras et des narines n'y produit plus de contractions, tandis qu'elle en provoque dans les parties antérieures et que l'animal respire (ce qui prouve qu'il n'a pas subi l'empoisonnement général).

Les racines lombaires ne sont pas excitables à la pince électrique, tandis que les nerfs sciatiques le sont. La moelle est donc comme coupée au niveau des lombes.

A ce moment la grenouille de comparaison ne présente pas d'altération de la sensibilité et de la motilité du train postérieur ; elle respire et paraît très-bien portante. Pour la placer dans les mêmes conditions que la grenouille cicutée, on lui coupe successivement les racines lombaires postérieures pour paralyser la sensibilité des membres correspondants, puis les racines antérieures pour en paralyser le mouvement.

Douze heures après le début de l'expérience, les deux grenouilles paraissent mortes. On les ouvre et on trouve le cœur arrêté chez toutes les deux.

l'excitabilité de la moelle épinière, et que cet effet exige pour se produire des doses élevées ou une absorption rapide du poison. Si quelques auteurs ont admis que la cicutine éteint le pouvoir excito-moteur de la moelle, c'était simplement pour se rendre compte de a paralysie des mouvements qu'ils observaient et dont la cause démontrée est dans la perte de conductibilité des extrémités motrices des nerfs. Kolliker a bien signalé l'augmentation de ce pouvoir excito-moteur de la moelle au *début* du cicutisme, mais il ne l'a pas observée dans la suite de l'empoisonnement, parce que la parésie des extrémités nerveuses motrices s'oppose à sa manifestation. Guttmann n'a observé les convulsions que chez les mammifères et non chez les oiseaux et les grenouilles. Ceci dépend de ce que chez les grenouilles l'absorption n'est pas assez rapide pour amener l'exaltation motrice des centres avant la paralysie des extrémités nerveuses, et de ce que chez les oiseaux les premiers mouvements convulsifs du début tuent l'animal par asphyxie mécanique.

Chez les mammifères, au contraire, l'absorption des fortes doses est assez rapide pour engendrer la surexcitabilité de la moelle avant la paralysie des nerfs moteurs, et elle ne l'est pas assez pour tuer l'animal au début de la période convulsive.

Nous croyons avoir démontré que cet accroissement de la force motrice de la moelle existe chez tous ces animaux jusqu'à une époque voisine de la mort et pendant toute la durée du cicutisme lorsqu'il ne doit pas être mortel. Cela est mis hors de contestation par les convulsions d'une patte de grenouille préservée de l'intoxication alors que toutes les autres parties sont depuis longtemps plongées dans la résolution paralytique. Les convulsions de retour, si remarquables chez les oiseaux, attestent également la persistance de la surexcitabilité de la moelle qui n'attend pour se manifester qu'un léger retour de perméabilité des extrémités nerveuses motrices.

La condition nécessaire pour développer cette exaltation du pouvoir excito-moteur de la moelle, nous le répétons, c'est l'emploi des fortes doses ou une absorption rapide. Sa cause nous paraît résider dans l'action irritante directe du poison sur les centres moteurs, plutôt que dans l'asphyxie, comme le pense Kolliker. En effet, chez les grenouilles, où la respiration cutanée met l'asphyxie hors de cause, les convulsions existent dans une partie préservée du cicutisme. Chez les mammifères et les oiseaux, elles se manifestent avant les phénomènes d'asphyxie mécanique, cessent au summum de cette asphyxie, reparaissent avec les mouvements respiratoires et persistent malgré leur rétablissement pendant plus d'une heure ; enfin la respiration artificielle en hâte le retour. Il est moins facile d'éliminer l'ischémie comme cause des convulsions, puisque en réalité la cicutine commence par amoindrir la circulation capillaire. Toutefois nous n'avons remarqué aucune différence entre l'état de la circulation au moment où éclatent les convulsions et celui où elles cessent, et de plus nous avons constaté à l'autopsie du chien et de la souris de l'hypéremie des méninges.

La conséquence thérapeutique qui se dégage des notions précé-dentes, c'est que les fortes doses étant nécessaires pour augmenter sensiblement l'excitabilité de la moelle, le praticien intéressé à éviter les phénomènes convulsifs devra s'en tenir aux doses modérées, suffisantes pour produire le degré d'acinésie par lequel il cherche à combattre les hypercinèses.

Le bulbe rachidien est influencé de la même façon que la moelle épinière, c'est-à-dire que son excitabilité est augmentée, comme le prouve l'accélération des mouvements respiratoires qui persistent jusqu'au moment où les extrémités motrices des nerfs se refusent à transmettre aux muscles l'excitabilité des centres.

§ II. — Action de la cicutine sur l'encéphale.

A. — Effets de la diffusion.

Les expériences pratiquées sur les animaux sont d'accord avec les observations recueillies sur l'homme pour montrer que l'activité cérébrale persiste dans le cicutisme au moins à un certain degré et jusqu'à une époque très-avancée de l'empoisonnement.

1° Chez l'homme cela est attesté par la persistance de l'intelligence jusqu'à la mort. Le délire vient même dans quelques cas révéler l'excitation des éléments nerveux de l'encéphale. Dans des cas également rares il existe de la somnolence que l'on peut rattacher à l'olighémie cérébrale ou du coma final qui traduit la stase sanguine.

2° Le chien répond aux appellations jusqu'aux derniers moments, et fait des efforts pour échapper aux menaces et aux irritations.

3° Chez la grenouille nous avons noté des mouvements spontanés dans une partie soustraite à l'empoisonnement, une heure et demie encore après le début de l'expérience.

On peut donc dire que l'activité encéphalique n'est guère plus atteinte par le cicutisme que celle de la moelle, et qu'il serait aussi contraire à la physiologie de persister à faire de la ciguë un narcotique avec les anciens thérapeutistes que de faire de la cicutine un poison paralysant de la moelle avec quelques modernes.

La protubérance cérébrale paraît influencée à la façon des autres centres nerveux. Ainsi, comme centre de sensibilité (Longet), elle est peut-être excitée au début, et si elle est paralysée, c'est tout à fait à la fin, car les excitations portées sur une partie préservée de l'empoisonnement provoquent des mouvements défensifs jusqu'à une époque très-voisine de la mort.

Comme centre des mouvements émotionnels et de la sensibilité auditive (Vulpian), la protubérance n'est pas plus atteinte, car les animaux font effort pour échapper aux menaces et répondre aux appellations.

La cécité, signalée dans certains cas, est un symptôme tout à fait ultime du cicutisme; le phénomène ordinaire est un trouble visuel consistant surtout dans la paralysie de l'accommodation avec mydriase, traduisant plutôt la parésie des extrémités nerveuses de la troisième paire que celle du centre de perception visuelle.

Les vertiges des doses médicales et les mouvements de rotation constatés dans certains cas d'empoisonnement, peuvent dépendre de l'irritation de la protubérance, mais aussi des troubles visuels, et comme nous l'avons vu sur un chat, de la prédominance de la paralysie dans un des côtés du corps sur lequel s'exerçait la rotation.

Quant à la titubation, elle résulte, comme la faiblesse musculaire, de la parésie des nerfs moteurs bien plus que d'un défaut de coordination des mouvements par la protubérance; car il n'y a pas d'ataxie locomotrice.

B. — Effets des applications directes de cicutine sur l'encéphale
(expér. XXXI et XXXII).

Nous avons fait ces applications par comparaison avec celles d'une solution de potasse caustique au vingtième.

En vingt minutes, nous avons placé sur l'encéphale découvert d'une grenouille trois gouttes de cicutine; il y a eu des mouvements convulsifs à la première, de l'agitation convulsive à la deuxième et rien à la troisième, et un abondant écoulement de sang noir et visqueux après les deux premières. Ce sang cicuté, en coulant sur les narines, les a desquamées. Entre quinze et vingt minutes, les mouvements volontaires et respiratoires ont cessé en même temps que la sensibilité était diminuée, surtout aux membres postérieurs. Cependant l'excitabilité de la moelle était très-augmentée après cette suppression de l'action volontaire, et peut-être à cause d'elle; car des convulsions éclataient sous l'influence des secousses, quarante-cinq minutes encore après le début de l'expérience.

Au bout d'une heure, l'insensibilité est complète, car toutes les excitations de la peau restent sans réponse, et il en est de même du

---

Expériences XXXIe et XXXIIe (du 1er novembre 1867).

A dix heures, on découvre l'encéphale d'une grenouille, et on y place un goutte de cicutine. Après trente secondes, mouvements convulsifs généraux intenses, suivis d'un écoulement de sang abondant de la surface encéphalique, comme il s'en produit dans les plaies cicutées.

Après quatre minutes, on met une deuxième goutte de cicutine sur l'encéphale, et, pendant cinq minutes, l'animal s'agite à plusieurs reprises, puis la respiration s'arrête.

Après quinze minutes, l'animal retire lentement les pattes à la simple extension; mais à leur pincement il a des mouvements généraux pour s'échapper et quelques respirations, et deux minutes plus tard des mouvements généraux spontanés. Cependant les pattes se retirent encore moins bien et avec des tremblements.

Après vingt minutes, une troisième goutte de cicutine est déposée sur l'encéphale sans provoquer d'agitation; mais une minute plus tard, en étendant la patte droite qui est beaucoup moins relâchée que la gauche, on provoque des mouvements convulsifs; puis l'animal tombe dans l'immobilité.

Après quarante-cinq minutes, la percussion sur la table fait éclater

broiement du cerveau, tandis que toutes les excitations des nerfs et de la moelle font contracter les muscles.

La grenouille de comparaison avait au contraire conservé les mouvements volontaires et respiratoires ainsi que la sensibilité, s'agitait au grattage de l'encéphale, et était très-bien portante. _

L'application directe de la cicutine sur l'encéphale paraît donc avoir produit l'abolition des mouvements volontaires et respiratoires d'abord, suivie d'un surcroît d'excitabilité de la moelle, puis finalement l'insensibilité générale. On ne peut considérer ces phénomènes comme le résultat, au moins exclusif, de l'absorption du poison ; car le signe caractéristique de l'intoxication est la paralysie des nerfs moteurs, et ils étaient restés parfaitement excitables, soit en agissant sur eux, soit en agissant sur la moelle. Faut-il, d'autre part, ne voir là qu'une action physico-chimique, une cautérisation de l'encéphale qui expliquerait l'abolition de la volonté, de la respiration et de la sensibilité par destruction pure et simple de l'organe?

Nous ne sommes pas éloigné de l'admettre. Cependant, à défaut de l'examen microscopique des éléments nerveux de l'encéphale cicuté, nous nous croyons tenu à une certaine réserve en songeant

---

des convulsions générales (soit par irritation de l'encéphale, soit par suppression de son action modératrice sur la moelle, comme dans la décapitation).

Dix minutes plus tard, le pincement des pattes n'y détermine que des contractions partielles, celui des mains, en partie préservées par les liens fixateurs, provoque des mouvements généraux, et l'excitation des narines desquamées par l'écoulement du sang cicuté reste sans réponse.

Soixante-cinq minutes après le début de l'expérience, on n'obtient plus de mouvement réactionnel au pincement et à la brûlure, soit des pattes, soit dés mains, et l'on pourrait croire que cela est dû à la paralysie des nerfs moteurs par empoisonnement général ; mais cela paraît résulter de l'insensibilité de la peau à laquelle on adresse les excitations ; car, d'une part, les muscles de la patte se contractent à l'électrisation, au pincement et à la section du nerf sciatique, et d'autre part le simple toucher de la moelle à la région dorsale fait contracter les flancs et les pattes. L'absence de réaction aux excitations paraît donc bien due à l'insensibilité. Le broiement du cerveau ne donne rien.

Enfin, vingt minutes plus tard, les nerfs sciatiques sont encore parfaitement excitables, et par conséquent, l'acinésie caractéristique de

que la grenouille qui a reçu la solution de potasse, apparemment aussi caustique que la cicutine fort diluée dans le sang de l'hémorrhagie, a conservé les mouvements volontaires et la sensibilité.

Il se pourrait, en effet, que la cicutine influençât les éléments nerveux de l'encéphale, comme tous les autres, spécifiquement en en abolissant les propriétés après une irritation physico-chimique commune. Cela serait même d'accord avec les phénomènes de l'empoisonnement chez l'homme, où l'on observe de l'insensibilité à la fin, ainsi que l'épilepsie et la stupeur dans les cas graves.

§ III. — Action de la cicutine sur les nerfs moteurs.

La cicutine diminue et abolit les propriétés motrices des nerfs plus ou moins promptement suivant sa concentration dans les trois circonstances suivantes :

A. — Action directe (expér. XXXIII et XXXIV).

1° Un nerf touché par la cicutine perd son excitabilité motrice en moins de quinze minutes.

2° L'organisation du nerf touché par la cicutine est détruite comme

---

l'empoisonnement par la cicutine manque, et les principaux résultats de cette expérience doivent être rapportés à l'action directe sur l'encéphale. A l'ouverture du thorax le cœur bat très-bien.

Sur une grenouille de comparaison, on a appliqué sur l'encéphale mis à nu trois gouttes de solution de potasse caustique au vingtième, aux mêmes intervalles que la cicutine, et il ne s'est produit que de l'agitation générale à l'instant des applications ; mais à la fin de l'expérience les mouvements respiratoires et volontaires persistent ainsi que la sensibilité, et l'animal ne paraît pas influencé trois heures plus tard.

A ce moment on lui injecte 2 grammes de la solution de potasse au flanc, qui forme une nappe noire sous la peau, paralyse les muscles qu'elle touche, et arrête le cœur qu'elle imbibe en contraction au maximum de ratatinement, en moins de quinze minutes.

Expérience XXXIIIe (du 8 décembre 1867).

A onze heures on met à nu le nerf sciatique gauche d'une grenouille et on l'isole sur une longueur de 1 centimètre à la partie moyenne de la cuisse, et après s'être assuré que ce nerf est parfaitement excitable, on passe sur la partie isolée une baguette mouillée de cicutine. Le nerf jaunit presque immédiatement et semble se momifier.

sa propriété. La fibre nerveuse pâlit; ses contours s'effacent et la myéline qui en forme le contenu s'échappe et se dissout.

B. — Action de la cicutine sur les nerfs moteurs par imbibition de voisinage.

Dans toutes les expériences sur les grenouilles comme dans celles sur les oiseaux et les mammifères, nous avons constaté que la parésie de mouvement débute au voisinage du point d'application du poison et qu'elle y domine jusqu'à une époque avancée du cicutisme. Elle a été très-apparente cinq minutes après l'insertion de la cicutine à la cuisse d'un chien, et nous l'avons vue dominer dans le côté de l'insertion chez le chat et l'oiseau. Mais c'est la grenouille qui présente de la manière la plus tranchée cette précocité et cette prédominance des paralysies locales, parce que chez elle le phénomène d'imbibition l'emporte d'abord sur celui de l'absorption. Ainsi nous avons vu l'application de la cicutine sous la peau du flanc paralyser d'abord les extrémités nerveuses motrices de ce côté, de manière que ces muscles ne faisant plus antagonisme à ceux du côté opposé permettaient l'incurvation du tronc par allongement du côté paralysé. De même l'insertion au tiers inférieur de la cuisse para-

---

Après dix minutes on dresse la grenouille et la patte en expérience est pendante, tandis que l'autre est relevée sous le tronc. Dans la position horizontale la patte opérée reste étendue et immobile, et la jambe ne se meut à aucune excitation. L'électrisation du nerf sciatique sur le tronçon cicuté ne détermine de mouvement dans aucune partie de la patte, tandis que pratiquée au-dessous du point cicuté elle provoque de fortes contractions du mollet, et appliquée au-dessus du point cicuté, à la sortie du nerf du bassin, elle fait contracter les muscles de la cuisse. Le nerf a donc été littéralement coupé par la cicutine. La grenouille est mise en liberté très-bien portante, sauf la paralysie de la patte gauche.

Les applications directes de cicutine sur les nerfs ne vont pas toujours jusqu'à l'*abolition* de leur motricité, celle-ci peut n'être que diminuée. L'expérience suivante va le démontrer en même temps qu'elle servira par anticipation à établir la perte de sensibilité du nerf par le contact de la cicutine.

Expérience XXXIV° (du 4 septembre 1868).

A sept heures quarante minutes, sur une grenouille vigoureuse, on touche très-légèrement avec la cicutine le nerf sciatique droit très-

lyse la jambe en dix minutes, alors que l'animal n'offre encore aucun signe marqué d'intoxication, et dans un temps six fois moindre que celui qui est nécessaire pour la paralysie générale. L'insertion à l'aisselle paralyse d'abord les mouvements respiratoires et ceux du bras voisin (même en partie préservée par un lien fixateur). Ce fait de la paralysie d'un bras dont l'extrémité est protégée par un lien assez serré et qui ne prend pas la couleur noire caractéristique de toutes les parties du corps empoisonnées, fait présumer que c'est le tronc d'origine des nerfs du bras qu'atteint la cicutine, qui agirait ainsi à peu de chose près comme lorsqu'elle est appliquée directement sur le nerf. Cette présomption se change en certitude si l'on essaye à temps le nerf du bras par la pince électrique, car on voit qu'il est inexcitable à son origine au-dessus du lien à une époque où il est excitable au-dessous de ce lien.

Dans tous ces cas de paralysie par imbibition, soit des troncs nerveux, soit des extrémités terminales des nerfs dans les muscles, ce n'est déjà plus de la cicutine concentrée qui agit puisqu'elle est mêlée à une forte proportion de liquide organique. Or si, d'une part, il est incontestable que c'est là une action directe pareille à celle

---

bien isolé à la partie moyenne de la cuisse, et après s'être assuré que l'opération ne lui a pas fait perdre son excitabilité motrice et sensitive.

Après cinq minutes, le nerf a perdu nettement sa sensitivité et non complétement sa motricité, car :

1º La brûlure et la piqûre de l'extrémité de la patte droite opérée ne la fait pas retirer et ne provoque de signes de réactions dans aucun autre point du corps, de même l'électrisation du nerf au-dessous du point cicuté ne provoque de contractions que dans le mollet correspondant et nul mouvement réactionnel ailleurs.

2º L'excitation du tronçon de nerf cicuté avec la pince électrique ne détermine de contractions ni dans la patte correspondante ni ailleurs, et par conséquent ce tronçon paraît avoir perdu la sensibilité et la motricité, mais on va voir que la motricité n'est que fortement diminuée.

3º En effet, si c'est avec la machine de Breton qu'on électrise le tronçon cicuté, on a de légères contractions dans le mollet correspondant seulement; si on excite avec la simple pince électrique le sciatique à sa sortie du bassin, au-dessus du point cicuté, on détermine une vive réaction de mouvements généraux, à laquelle participe la patte opérée au point de se relever sous le tronc dans la flexion tonique moins le pied. La moindre excitation mécanique ou chimique de toute

qui résulte de l'application du poison sur le nerf isolé, à l'intensité près, d'autre part il est difficile de ne pas admettre que l'action de la cicutine par diffusion sur tous les nerfs de l'organisme ne soit pas de la même nature puisqu'elle modifie les propriétés de l'élément nerveux dans le même sens, c'est-à-dire en le *paralysant*. D'où il serait permis de conclure que la cicutine n'a pas une affinité élective pour les extrémités nerveuses motrices, et qu'elle ne les atteint pas à l'exclusion des troncs nerveux, mais seulement d'une façon plus rapide et plus intense, sans doute parce que la double gaîne du nerf dans son trajet fait un obstacle suffisant à son imbibition par le plasma faiblement cicuté, pour que le tube nerveux ne soit pas envahi très-visiblement pendant la durée de la scène toxique.

C. — Action de la cicutine sur les nerfs par diffusion circulatoire.

Nous avons établi que le phénomène le plus apparent du cicutisme, celui qui s'impose tout d'abord à l'expérimentateur, c'est la paralysie du mouvement, ordinairement précédée d'une excitation plus ou moins vive.

---

autre partie du corps produit ce dernier résultat, ce qui montre que l'on ne peut pas attribuer aux courants dérivés les contractions qu'a données le mollet de la patte opérée par l'application de la machine de Breton sur le tronçon de nerf cicuté ou par l'électrisation au-dessus de ce point avec la pince de Pulver-Macher, et ces constatations ont été répétées, à dix reprises différentes pendant les trente minutes qui ont suivi. Elles l'ont été le lendemain avec des résultats tout à fait identiques, c'est-à-dire l'insensibilité complète de la patte droite au-dessous du point cicuté de son nerf, et seulement une grande parésie de son mouvement; malheureusement la grenouille s'échappa les jours suivants, ce qui empêcha de rechercher si le nerf opéré aurait recouvré ses propriétés, comme cela a lieu à la suite de l'empoisonnement général.

En tout cas cette expérience prouve nettement que la motricité d'un nerf peut n'être qu'affaiblie par l'application directe de la cicutine, et que sa sensibilité est détruite en cinq minutes.

Notons en passant que l'action réflexe a produit une excitation plus forte du sciatique cicuté (puisqu'elle a fait fléchir la patte), que ne l'a fait la pince électrique et même la machine de Breton appliquée sur le tronçon de nerf cicuté.

Chez l'homme il survient, dès le début, des vertiges et de la titubation, et bientôt les jambes fléchissent sous le corps et la marche
devient impossible.

Les mammifères et les oiseaux chez lesquels nous avons expérimenté ont aussi présenté, le plus souvent après des tremblements
convulsifs, une inaptitude motrice croissante et la mort par arrêt
des mouvements respiratoires.

Chez les grenouilles, la parésie de mouvements s'annonce d'abord
par la lenteur dans le retrait des membres qui plus tard est impossible, par la mollesse de tout le corps et une remarquable immobilité, par le ralentissement et l'irrégularité, puis la cessation des
mouvements respiratoires, enfin par l'absence de mouvement réactionnel à toutes les excitations après trente à quatre-vingts minutes.

Cet état résulte de la paralysie des extrémités motrices des nerfs;
car les muscles sont restés irritables d'une part, et d'autre part la
moelle a conservé son excitabilité ainsi que les nerfs sensitifs à un
certain degré, puisqu'une partie soustraite à l'intoxication donne
de vives réactions de mouvement quand on excite une des parties
empoisonnées de l'animal, ou qu'on le soumet à la strychnisation.
L'expérience de la section de la cuisse, moins le nerf qui permet
l'empoisonnement de l'origine du sciatique et ne préserve que ses
extrémités, montre bien, par la persistance exclusive du mouvement
dans le membre sectionné, que la cicutine atteint d'abord et surtout
les extrémités terminales des nerfs moteurs dans les muscles. Nous
en avons donné précédemment une raison, à savoir que le cylindre
axile, dépouillé de sa double gaîne à son point d'union avec la fibre
musculaire, est atteint dans ce point bien avant d'avoir pu être imbibé par le poison dans son trajet. Nous trouvons la preuve de cette
interprétation dans la paralysie très-prompte des cordons nerveux
touchés par la cicutine dans leur trajet ou envahis par l'imbibition
de voisinage.

Nous attribuons cette paralysie des nerfs moteurs par la cicutine
à l'action propre et directe du poison sur l'élément nerveux, et non
à l'olighémie ni à l'altération du sang pourtant bien réelle dans le
cicutisme. En effet, d'une part, nous voyons la cicutine diffusée ne
porter d'abord son action que sur les extrémités terminales des nerfs
dans les muscles; mais si l'on met le cylindre axile des tubes ner-

veux dans des conditions convenables pour être atteint par le poison, il perd pareillement son irritabilité; d'autre part, on doit rejeter la paralysie parolighémie, en songeant qu'un nerf sciatique de grenouille complétement privé de circulation par la ligature de l'artère iliaque conserve son activité pendant plusieurs heures, tandis que l'autre nerf sciatique, dont la circulation n'est qu'amoindrie par le cicutisme, perd son excitabilité après quinze à trente minutes. Chez le chien et la souris, l'activité du nerf est encore plus rapidement détruite, précisément parce que la circulation y est plus active et porte le poison plus rapidement et en plus grande proportion aux extrémités nerveuses. Enfin, il est impossible de subordonner complétement la paralysie des nerfs moteurs à l'altération du sang qui serait ainsi devenu impropre à les exciter et à les nourrir; car alors tous les nerfs devraient être atteints en même temps à peu près au même degré et dans tout leur trajet. Or les extrémités nerveuses seules perdent leurs propriétés d'une part, et d'autre part les nerfs oculo-moteur commun, phrénique, etc., sont paralysés plus tardivement que les autres nerfs encéphalo-rachidiens, et les nerfs ganglionnaires plus tardivement encore. Ce résultat, déjà expliqué en ce qui concerne l'espèce d'action élective de la cicutine sur les extrémités nerveuses motrices, aurait sa raison pour les nerfs phrénique et pneumo-gastrique, etc., dans des rapports anatomo-physiologiques de ces nerfs avec les fibres musculaires différant de ceux des autres nerfs de relation (Vulpian), et la même interprétation s'appliquerait à l'espèce d'immunité des nerfs ganglionnaires. Ainsi, pour nous, le principal rôle du sang serait de porter la cicutine au contact du cylindre axile des nerfs, sur lesquels le poison exercerait l'action qui lui est propre, et cela d'autant plus vite qu'il arriverait plus facilement à leur contact, comme cela a lieu à la terminaison des nerfs de relation.

L'atteinte tardive des nerfs phrénique et vague explique la persistance de la respiration après l'abolition des mouvements volontaires, et légitime l'emploi thérapeutique de la cicutine pour combattre les hypercinèses sans exposer le sujet à succomber à l'asphyxie mécanique par arrêt des mouvements respiratoires. La persistance de l'activité des nerfs ganglionnaires, et en particulier celle des mouvements du cœur après la cessation de la respiration, explique comment l'insufflation respiratoire rappelle les animaux à la vie, et trace la voie qu'il faudrait suivre en cas d'empoisonnement chez l'homme poussé jusqu'à l'asphyxie mécanique.

§ **IV**. — **Action de la cicutine sur les nerfs sensitifs.**

La paralysie de mouvement est tellement saillante dans l'empoisonnement cicuté qu'elle a absorbé et détourné l'attention des expérimentateurs au point de faire méconnaître à la plupart d'entre eux les modifications moins importantes, mais bien réelles, de la sensibilité.

Cela devait arriver surtout dans les observations prises sur les animaux à sang chaud qui succombent à l'arrêt des mouvements respiratoires, en général avant que la sensibilité ne soit bien visiblement atteinte. Néanmoins les nerfs sensitifs peuvent perdre leur excitabilité par la cicutine dans trois conditions analogues à celles que nous avons décrites pour les nerfs moteurs, savoir par contact direct, par imbibition de voisinage et par absorption.

A. — Action directe de la cicutine sur les nerfs sensitifs.

1° On a vu dans toutes nos expériences que la plaie d'insertion de la cicutine était insensible après cinq minutes.

2° Dans l'expérience 9ᵉ l'avant-bras d'une grenouille assez serré à son origine pour y empêcher la circulation et l'absorption, se trouva baigné de salive cicutée rejetée par l'animal. La peau, c'est-à-dire les extrémités nerveuses sensitives furent tout à fait paralysées, tandis que le cordon nerveux non imbibé dans l'intérieur de l'avant-bras avait conservé sa sensitivité. Ceci suffit pour faire voir que l'action paralysante en apparence élective de la cicutine sur les extrémités motrices des nerfs tient à l'accès plus facile du poison, puisqu'ici ce sont les extrémités sensitives qui sont affectées *exclusivement* grâce au contact de la salive cicutée avec la peau, et alors que les extrémités motrices moins superficielles sont restées excitables.

3° Dans l'expérience 34ᵉ citée à propos des nerfs moteurs, on a constaté que le sciatique avait perdu la sensitivité cinq minutes après avoir été touché par la cicutine, puisque le nerf électrisé sur le point cicuté ou au-dessous ne déterminait pas de mouvement réactionnel, tandis qu'il en provoquait dans toutes les parties en l'excitant au-dessus du point touché par le poison.

On n'a pas oublié que ce nerf, totalement insensible, avait conservé un léger reste de motricité, ce qui suffirait déjà pour faire
accueillir avec circonspection l'action spécifique de la cicutine sur
les nerfs moteurs à l'exclusion des nerfs sensitifs. Nous ne nous dis-
simulons pas toutefois qu'on peut fort bien ne voir qu'une action
chimique dans cette abolition des propriétés des nerfs sensitivo-
moteurs par le contact direct de la cicutine, mais on va voir qu'il
en est de même dans les deux autres conditions, où l'action caustique et désorganisatrice du poison est hors de cause.

B. — Action de la cicutine par imbibition de voisinage sur les nerfs sensitifs.

Nous avons remarqué dans toutes nos expériences que les parties voisines du point d'insertion devenaient rapidement insensibles.
Nous rappellerons en particulier le fait très-démonstratif d'une expérience, dans laquelle l'insertion d'une seule goutte de cicutine au
tiers inférieur de la cuisse gauche d'une grenouille produisit en
dix minutes l'anesthésie complète de ce membre dont les excitations les plus violentes ne déterminaient aucune réaction de mouvement, alors que toutes les autres parties avaient encore leur
sensitivité normale. Évidemment le nerf sciatique peu distant du
tissu cellulaire où avait été déposé le poison avait été envahi par
l'imbibition. Une des particularités intéressantes de cette observation, c'est que la patte cicutée présentait au bout de deux heures
un retour bien marqué de la sensibilité qui n'y était guère plus
affaiblie que dans les autres points de l'économie où le poison avait
été exporté par la diffusion circulatoire. Cela donne à penser que les
éléments nerveux n'avaient pas subi une altération profonde par ce
contact presque direct de la cicutine peu diluée dans le plasma de la
région inoculée, et rapproche déjà ce fait de l'intoxication générale
des nerfs dont il prépare la théorie.

C. — Action de la cicutine par diffusion sur les nerfs sensitifs.

La sensibilité générale, peut-être un peu exaltée au début, n'est
abolie qu'à la fin du cicutisme et par les fortes doses comme on
le voit en particulier dans les expériences 9ᵉ et 10ᵉ sur la grenouille; mais elle est amoindrie d'une manière non douteuse à
une époque moins avancée de l'empoisonnement et par les faibles
doses.

La 9ᵉ expérience présente un exemple remarquable des trois modes d'abolition de la sensibilité. On y voit: 1° que les doigts et la peau du bras droit sont tout à fait insensibles au bout de vingt-cinq minutes par suite de la macération dans la salive cicutée rejetée après l'insertion dans la bouche, tandis que le cordou nerveux de ce membre, protégé contre l'absorption par un lien serré, est resté sensible; 2° qu'après une heure vingt minutes le bras gauche est totalement anesthésié par l'insertion de trois gouttes de cicutine à l'aisselle de ce côté, alors que les parties plus éloignées ont conservé en grande partie leur sensitivité; 3° enfin que l'anesthésie est devenue générale après quatre heures par le fait de l'absorption.

En présence de pareils résultats, il ne nous paraît plus permis d'admettre que la cicutine exerce une action élective sur les nerfs moteurs à l'exclusion des nerfs sensitifs. Ceux-ci sont atteints comme le sont les nerfs moteurs *dans leur trajet*, c'est-à-dire par le contact direct de la cicutine pure, un peu plus lentement par l'imbibition parce que le poison est moins concentré, et seulement à la fin du cicutisme et par les fortes doses dans l'intoxication générale. Encore faut-il remarquer que les nerfs sensitifs paraissent perdre plus rapidement leurs propriétés que les cordons des nerfs moteurs. Si ces derniers sont plus vite et plus complétement paralysés dans leurs extrémités terminales, c'est, nous le répétons, parce que ces extrémités, non protégées par les gaînes nerveuses, subissent sans défense l'influence toxique du plasma cicuté. Que les cordons nerveux sensitivo-moteurs soient placés dans des conditions aussi favorables par l'abondance du poison, et les résultats sont les mêmes que sur les extrémités motrices comme on vient de le voir. Il nous paraît rationnel, en présence de l'action qu'exerce la cicutine pure appliquée sur les tubes nerveux, d'admettre que le poison dilué en cas d'imbibition de voisinage affaiblit la cohésion de la gaîne de Schwann de façon à pénétrer rapidement jusqu'au filament axile du tube nerveux. Cette altération ne serait pas très-profonde en cas de simple imbibition, puisque nous voyons la sensitivité en partie rétablie dans un cas après deux heures. Enfin le poison dilué au summum par la diffusion n'influence plus que faiblement et tardivement le nerf sensitif.

Nous sommes portés à regarder l'action anesthésique de la cicutine comme une action propre sur le nerf, ainsi que nous l'avons dit

déjà à propos de ses effets acinétiques. Si en effet l'insensibilité était
due exclusivement à l'asphyxie, comme M. Bernard l'a reconnue dans
le curarisme, on ne se rendrait pas compte de la localisation de l'a-
nesthésie d'abord, au voisinage des points d'application du poison,
ni de son intensité plus grande chez les grenouilles qui sont moins
asphyxiées puisqu'elles continuent à respirer par la peau. Au contraire, cette persistance de la vie par la respiration cutanée, à une
époque où les mammifères et les oiseaux succombent avant d'avoir
été visiblement anesthésiés, permet de comprendre que l'absorption,
en se prolongeant davantage chez la grenouille, finisse par introduire
assez de poison pour abolir l'activité des nerfs sensitifs. Nous sommes encore moins disposés à admettre que l'anesthésie ultime du cicutisme ait sa cause dans l'abolition de l'activité des centres nerveux, soit par olighémie, soit par l'altération du sang. Une seule
observation suffit pour le démontrer, c'est que les excitations adres-
sées à une patte de grenouille soustraite à l'empoisonnement provoquent des réactions dans un bras également préservé, tandis que
l'irritation de toutes les parties de l'animal empoisonnées demeure
sans réponse. Or si c'était le centre nerveux qui fût insensible,
il le serait également à l'excitation des parties préservées et non
préservées.

Des résultats de nos expériences sur les nerfs sensitifs découlent
deux conséquences principales :

1° L'une de physiologie générale, suggérée par la similitude d'action de la cicutine sur les nerfs sensitifs et moteurs, lorsqu'on les
place dans les mêmes conditions. Elle consisterait à faire admettre,
avec M. le professeur Vulpian, que la sensitivité et la motricité ne
sont que des *fonctions* différentes des deux ordres de nerfs dépendant de leurs connexions mais subordonnées à une propriété unique
de l'élément nerveux, *la neurilité.*

2° L'autre conséquence est une déduction de physiologie thérapeutique, qui nous paraît fort intéressante pour la pratique. On a vu
avec quelle rapidité la cicutine produit l'anesthésie locale la plus
complète au point où elle est appliquée et assez loin sur les parties
voisines. C'est dans ce fait qu'il faut évidemment chercher la raison
des guérisons de névralgies, de rhumatismes, de démangeaisons et
autres hyperesthésies de la peau, d'apaisement des douleurs du cancer même, de la tuberculose, etc., qui ont pu en imposer pour des

commencements de guérison. Pour obtenir ces résultats, on devra donc s'adresser aux topiques cicutés, dont pour notre part nous avons maintes fois constaté la puissance analgésique, et il ne faudra pas compter sur l'action calmante des préparations internes qui, pour agir, devraient être dosées de façon à produire des effets acinétiques et altérants inutiles et fâcheux dans quelques cas particuliers.

§ V. — Action de la cicutine sur les organes des sens.

Un seul point mérite de fixer l'attention, ce sont les phénomènes oculo-pupillaires. Nous les avons étudiés dans deux conditions :

1° Comme symptômes de l'intoxication générale ;

2° Comme effet local de l'instillation de la cicutine dans l'œil.

A.—Dans l'empoisonnement par la ciguë chez l'homme, on n'a pas toujours constaté de changement pupillaire. Quand il en existe, c'est ordinairement de la dilatation qui est indiquée par les observateurs et par exception de la contraction. Dans certains cas on a noté l'insensibilité de la pupille à la lumière, l'immobilité et la saillie du globe oculaire, presque toujours des troubles de l'accommodation.

Ces divers phénomènes oculo-pupillaires traduisent nettement la paralysie du nerf de la troisième paire ainsi que des autres nerfs moteurs de l'œil ; ce qui rentre dans l'action paralysante générale de la cicutine. La parésie de la branche pupillaire du nerf oculo-moteur commun qui anime le sphincter de la pupille explique la mydriase, parce que les fibres circulaires ne font plus antagonisme aux fibres rayonnées animées par le sympathique qui résiste plus longtemps à la paralysie. L'insensibilité de la pupille à la lumière vient confirmer cette interprétation de la mydriase cicutique. Quant à l'immobilité et à la saillie du globe oculaire, elle s'explique facilement par cette paralysie des nerfs moteurs de l'œil et le relâchement des muscles devenus impropres, soit à le mouvoir, soit à le retenir au fond de la cavité orbitaire. L'immobilité de l'œil et des paupières n'est donc, dans le cas présent, que le symptôme de la paralysie des nerfs moteurs crâniens, qui est une des dernières à se produire, et il est insuffisant à lui seul pour prouver la cécité de l'individu. Ce que nous avons vu dans nos expériences sur les mammifères qui ont donné des signes de vision jusqu'aux instants qui ont précédé la mort par arrêt de la respiration, nous empêche d'admettre sans réserve la cécité comme un symptôme démontré du cicutisme.

Les troubles de l'accommodation sont un des phénomènes les plus constants, et se produisent même avec les doses médicales les plus modérées. Ils s'expliquent comme les changements pupillaires par les modifications qu'éprouve la troisième paire qui anime le muscle ciliaire ainsi que le sphincter de la pupille. Le spasme du muscle accommodateur est aussi rare que la contraction de la pupille avec les doses thérapeutiques, qui n'augmentent pas sensiblement l'excitabilité des centres moteurs, tandis que la parésie du muscle ciliaire se manifeste parallèlement au relâchement du constricteur pupillaire comme une conséquence de la paresse des extrémités du nerf oculo-moteur commun. Cela se traduit chez les sujets soumis au traitement cicuté par la difficulté de fixer les objets, de trouver le point de vision et finalement par des troubles visuels qu'il ne faudrait pas prendre pour de l'amaurose.

Chez les grenouilles, les phénomènes oculo-pupillaires du cicutisme présentent un intérêt beaucoup plus grand encore parce qu'ils y sont susceptibles d'une interprétation physiologique rigoureuse. Ils se rattachent à trois phases distinctes :

1° La *contraction pupillaire*, qui est très-voisine du début, et correspond à la période convulsive générale. Ce resserrement spasmodique de la pupille traduit, comme les autres convulsions, l'accroissement d'excitabilité des centres moteurs à une époque où la conductibilité nerveuse n'est pas sensiblement amoindrie et en permet la décharge sur les muscles. Ce parallélisme du spasme du constricteur pupillaire et des convulsions générales, légitime notre interprétation et empêche d'attribuer le rétrécissement de la pupille au relâchement des fibres rayonnées de l'iris, surtout en ne perdant pas de vue que les filets du sympathique qui les animent se paralysent beaucoup plus tard que les nerfs rachidiens et encéphaliques.

2° Dans une seconde phase la pupille présente le même diamètre qu'avant l'expérience, et si l'on avait négligé de constater la contraction du début, on affirmerait qu'elle n'est pas influencée. Toutefois il est aisé de reconnaître qu'il en est autrement en exposant à la même lumière la grenouille cicutée et une grenouille non empoisonnée. Chez la première la pupille reste immobile ou se reserre à peine par cette excitation, tandis que chez la seconde le rétrécissement pupillaire est très-marqué. Cet état de quasi-immobilité de la pupille correspond à la période de paralysie générale de l'animal et accuse comme elle un amoindrissement notable de la conductibilité des nerfs moteurs.

3° Enfin la pupille, après être repassée par son diamètre normal, qui était déjà une dilatation par rapport au rétrécissement du début, va en se dilatant et en s'immobilisant de plus en plus à mesure que progresse la paralysie générale liée à la perte d'excitabilité de plus en plus complète des nerfs moteurs cérébro-rachidiens.

En résumé les modifications de l'iris, organe éminemment contractile, sont parallèles à celles des autres appareils de mouvement parce qu'elles sont subordonnées comme elle à une double influence très-remarquable du cicutisme sur le système nerveux moteur, savoir la surexcitabilité des centres et la paralysie des extrémités nerveuses motrices. Dès lors trois cas se présentent : 1° l'excitabilité des centres est plus accrue que celle des extrémités nerveuses n'est amoindrie, et alors il se produit des convulsions et de la contraction pupillaire (du début); 2° l'excitabilité des nerfs moteurs est à peu près aussi amoindrie que celle des centres moteurs est accrue, et, de cet antagonisme, il résulte une sorte d'équilibre marqué par la cessation des convulsions et le retour de la pupille à son diamètre primitif; 3° enfin la perte d'excitabilité des extrémités nerveuses motrices se consomme, et alors, quel que soit le degré du pouvoir excito-moteur des centres, la paralysie se généralise et se complète, et celle du sphincter pupillaire en particulier permet à la mydriase d'atteindre son summum à une époque où les filets du sympathique qui gouvernent les fibres rayonnées de l'iris ne sont pas encore atteints par le cicutisme ou le sont beaucoup moins que les nerfs cérébro-rachidiens. Telle est l'interprétation des phénomènes en apparence contradictoires que nous avons observés sur la pupille dans nos expériences. Nous comprendrions à la rigueur une quatrième oscillation de la pupille que nous n'avons pas observée, ce serait un retour à un diamètre moindre au moment où la paralysie envahit les filets moteurs du sympathique, comme on le voit dans des cas rares d'empoisonnement sur l'homme où la face est gonflée et livide et où les globes oculaires atteignent leur maximum de saillie, semblant accuser la paralysie des vaso-moteurs de la tête.

B. — L'action de la cicutine par *instillation* dans l'œil vient confirmer l'interprétation que nous avons donnée des phénomènes oculo-pupillaires de l'empoisonnement cicuté. Ainsi, en dehors des symptômes d'irritation locale, on note exclusivement de l'*immobilité* et de la *dilatation pupillaires*, mais jamais de contraction. Ceci n'a rien qui doive surprendre si l'on se rappelle, d'une part, que la paralysie des extrémités motrices des nerfs est très-prompte et très-intense dans le lieu de l'application du poison, et, d'autre part, que la contraction de la pupille n'est que l'un des signes de la surexcitabilité des centres moteurs produite par l'intoxication générale toujours plus tardive que les effets locaux. Donc l'instillation de la cicutine dans l'œil paralyse les extrémités du nerf de la troisième paire, et permet la dilatation de la pupille avant que l'absorption du poison ne soit assez importante pour amener l'exaltation motrice des centres et la contraction pupillaire qui s'y lie.

Par conséquent, on n'observe jamais le rétrécissement de la pupille

---

Expérience XXXV (du 27 août 1868).

A deux heures trente minutes, on place une goutte de cicutine dans l'œil gauche d'une grenouille dont on a noté le diamètre pupillaire à une lumière régulière. Les yeux se ferment convulsivement, et presque aussitôt la respiration s'arrête et l'animal s'immobilise.

Une heure trente minutes après l'instillation, on trouve l'œil opéré recouvert d'une gelée provenant de la destruction de l'épithélium de la conjonctive, masquant l'œil dont la pupille est beaucoup plus large que celle de l'œil droit. L'animal est flasque et immobile et ne donne d'autre réaction à toutes les excitations que des contractions dans les muscles des flancs. On voit les battements du cœur à l'extérieur.

Six heures après le début de l'expérience, la grenouille est en voie de retour, car elle respire et commence à remuer les membres.

Huit jours après, la grenouille est très-bien portante; elle présente sur l'œil instillé une tache blanche résultant de l'opacité de la paupière inférieure et du segment correspondant de la cornée.

On voit dans ce fait une dilatation de la pupille sans contraction préalable, due à la paralysie primitive des extrémités motrices du sphincter pupillaire par imbibition. C'est, en outre, un cas d'empoisonnement par absorption oculaire suivi de guérison.

Nous nous abstiendrons de rapporter les expériences faites par instillation de la cicutine étendue dont nous avons consigné ici les principaux résultats, nous dirons seulement que la pupille parésiée avait recouvré sa motilité au bout de deux jours.

131

en appliquant la cicutine dans l'œil. Nous l'avons démontré par deux séries d'expériences. Dans la première, l'instillation de la cicutine concentrée paralyse complétement les extrémités de la troisième paire, et il y a mydriase; dans la seconde, l'instillation de la cicutine étendue de 20 parties d'eau alcoolisée ne produit que la parésie du nerf moteur du sphincter pupillaire, de façon qu'à une lumière modérée les deux pupilles ont un diamètre sensiblement égal, tandis que, sous l'influence excitante d'une lumière vive, la pupille de l'œil non instillé devient deux ou trois fois plus étroite que celle de l'œil instillé qui reste à peu près immobile. C'est qu'en effet le plus puissant moyen pour faire contracter la pupille, c'est l'excitation réflexe d'une vive lumière dont la rapidité d'action s'explique par le voisinage du noyau d'origine du nerf optique où arrive l'impression, et de celui de la troisième paire où elle se réfléchit.

Nous ne pensons pas qu'il y ait avantage à utiliser la propriété mydriatique et anesthésique des instillations de cicutine dans l'œil en présence des résultats beaucoup plus tranchés que réalisent les collyres d'atropine.

§ **VI.** — **Influence de la cicutine sur le système nerveux ganglionnaire.**

Elle s'exerce dans le même sens que sur les nerfs cérébro-spinaux; seulement la paralysie des nerfs ganglionnaires se réalisant beaucoup moins vite, ils servent pendant plus longtemps à transmettre aux muscles lisses les excitations de la moelle exaltée. Voilà pourquoi, à une époque où les mouvements volontaires et même respiratoires ont cessé, on ne constate pas encore de signes évidents de paralysie des plans musculaires viscéraux et vasculaires. On observe même au début des contractions spasmodiques, signe de la surexcitabilité de la moelle transmise à travers la chaîne ganglionnaire, telles que les vomissements, les coliques et la diarrhée, l'émission fréquente des urines et parfois des évacuations involontaires d'urine et de matières fécales au moment où les sphincters paralysés ne font plus équilibre à la contraction de la vessie et de l'intestin. Les palpitations du début et l'anémie des capillaires accusent aussi plutôt un excès de motricité de l'axe bulbo-rachidien que la paralysie des nerfs cardio-vasculaires.

Ce n'est pas à dire que les fibres motrices du sympathique ne participent pas à une certaine époque du cicutisme à l'acinésie générale. En effet, les battements du cœur sont ralentis et affaiblis à la période de paralysie du cicutisme, et cela ne peut pas être attribué seulement à la surexcitabilité de la moelle qui augmenterait l'action modératrice du pneumo-gastrique ; car dans cette hypothèse les battements seraient ralentis sans être affaiblis et il y aurait plutôt augmentation de la tension artérielle que la diminution que l'on constate à cette époque. Ces derniers phénomènes indiquent un certain degré de parésie des filets cardio-vasculaires du sympathique et explique l'olighémie des capillaires, plutôt par défaut des contractions du cœur que par excès de la résistance que ceux-ci opposeraient au cours du sang.

ARTICLE VI. — ACTION DE LA CICUTINE SUR LES APPAREILS DE LA CIRCULATION, DE LA RESPIRATION ET DE LA CALORIFICATION.

Elle peut se résumer dans une expression unique : la dépression de ces trois fonctions, et en particulier de l'appareil cardio-vasculaire.

§ I. — Action de la cicutine sur l'appareil circulatoire.

1° Chez la *grenouille*, nous avons vu le cœur s'arrêter en deux minutes par le contact direct de la cicutine ; et après deux heures environ par imbibition de voisinage. Par diffusion, l'action dépressive est attestée par la lenteur et la faiblesse des contractions cardiaques, par un ralentissement correspondant dans la circulation périphérique, enfin, par l'olighémie des capillaires, causée autant par le défaut d'énergie du cœur qui les irrigue que par le resserrement tonique des vaisseaux qui ferait obstacle au cours du sang.

Si dans d'autres cas en apparence opposés, le réseau capillaire des membranes de grenouille devient plus riche et plus apparent, c'est que le sang a pris une couleur plus foncée par l'action de la cicutine et par là accuse plus fortement les détails du réseau vasculaire ; c'est en effet ce que l'on ne voit qu'avec de fortes doses capables de foncer la couleur du sang, et à la fin de l'empoisonnement, où il n'est pas impossible qu'il ne s'y ajoute un relâchement des capillaires par paralysie ultime.

2° Chez *les animaux à sang chaud* et chez l'homme, la même dépression circulatoire se révèle par la diminution de l'énergie des battements du cœur et du pouls plus encore que par son ralentissement, assez souvent par son irrégularité et son intermittence, par la pâleur de la peau, et à la fin par les lipothymies et le refroidissement. Avec les doses élevées et toxiques, cette inertie de la circulation est précédée d'une période d'excitation accusée par des palpitations, puis l'accélération du pouls, tandis qu'avec les doses médicales les phénomènes dépressifs sont les seuls que l'on observe. Les congestions et les ecchymoses que l'on trouve à l'autopsie ne contredisent pas cette manière de voir, car elles résultent ordinairement de ce que la plénitude veineuse de l'asphyxie s'est substituée à l'olighémie du cicutisme dans les instants qui ont précédé la mort. D'ailleurs la couleur foncée du sang contribue dans une certaine mesure à accuser plus fortement le réseau capillaire et à colorer les organes de façon à simuler la congestion. Ajoutons qu'à la fin la paralysie générale peut envahir les fibres musculaires des vaisseaux et en permettre la dilatation. C'est là sans doute la cause de ce gonflement de la face avec lividité de la peau et saillie des yeux, stupeur finale que l'on observe chez l'homme dans quelques cas rares d'empoisonnement par la ciguë.

La théorie des effets dépressifs de la cicutine sur l'appareil circulatoire peut se formuler en s'appuyant sur les modifications déjà connues du système nervo-musculaire par ce poison. Pour cela deux cas bien distincts se présentent suivant les doses :

1° Avec les fortes doses l'excitabilité de l'axe bulbo-rachidien est augmentée avant que les nerfs moteurs ne soient paralysés. Dès lors l'activité du bulbe transmise au cœur par le pneumo-gastrique tend à en ralentir les battements en même temps qu'elle y arrive par les filets cardiaques du sympathique, et par là soutient l'énergie de ses contractions d'où résultent les palpitations du début qui sont un véritable spasme du cœur. Pendant ce temps l'excitation bulbo-spinale rayonne à travers la chaîne ganglionnaire vers les vaisseaux et tend à effacer les capillaires ainsi spasmodisés; et c'est à ce moment que l'on constate une augmentation de tension artérielle pouvant coïncider avec le ralentissement ou avec l'accélération du pouls suivant la prédominance d'action des filets cardiaques du pneumo-gastrique ou de ceux du sympathique.

Cette première période pourrait donc se caractériser par l'expression de spasme cardio-vasculaire lié à la surexcitabilité du centre bulbo-rachidien. En effet, ce spasme est contemporain de tous les autres phénomènes de même ordre, tels que tremblements convulsifs des membres, accélération de la respiration, resserrement de la pupille, vomissement et diarrhée spasmodiques, dysphagie et même dysphonie de même nature, miction fréquente, etc.

Mais à cette scène d'excitation ne tarde pas à succéder une période de collapsus à l'instant où la parésie des nerfs moteurs les rend impropres à transmettre aux muscles l'incitation des centres. La paralysie envahit les extrémités du pneumo-gastrique plutôt que les filets cardiaques du sympathique, de sorte que les battements du cœur n'étant plus réfrénés par le nerf vague, ils tendent à s'accélérer. Cependant, comme les nerfs ganglionnaires participent eux-mêmes dans une certaine mesure à la paralysie dès cette époque, les battements du cœur peuvent n'être pas accélérés et même rester ralentis, et ils sont toujours affaiblis et souvent intermittents. Cet affaiblissement dans l'impulsion cardiaque explique la faiblesse du pouls, la diminution de tension artérielle, l'olighémie des capillaires malgré leur relâchement par la parésie des vaso-moteurs et l'affaissement de leur paroi.

Cette seconde période pourrait donc se résumer dans le terme de collapsus cardio-vasculaire. Cette interprétation trouve sa justification dans le développement parallèle des autres phénomènes paralytiques, tels que l'impuissance des membres, le ralentissement de la respiration, la dilatation de la pupille, l'aphonie par paralysie du larynx, l'aphagie, les évacuations involontaires ou la rétention des produits d'excrétion, etc. Il faut même remarquer que la paralysie cardio-vasculaire est la dernière à se consommer, puisqu'au moment où les animaux à sang chaud succombent à l'arrêt des mouvements respiratoires, on trouve le cœur battant à l'ouverture du thorax, et ses battements se continuant encore pendant plusieurs minutes et quelquefois plusieurs heures; il est l'*ultimum moriens*.

II. Les doses *médicales* de cicutine, n'étant pas suffisantes pour exalter sensiblement le pouvoir excito-moteur des centres nerveux, la période du spasme cardio-vasculaire manque ainsi que les autres phénomènes convulsifs. Au contraire ces doses suffisant pour amener la parésie des nerfs moteurs qui est le premier phénomène à se produire, celui qui apparaît avec les plus faibles doses, on observera, en même temps que la résolution générale des forces, les phénomènes de dépression cardio-vasculaire, qui par conséquent existeront seuls à doses thérapeutiques.

Cette dépression de l'appareil cardio-vasculaire peut-elle devenir une source d'indication? M. Wertheim l'a pensé, et il a essayé de la cicutine contre le typhus et la fièvre intermittente à forme inflammatoire, tandis que Bottini et Parola l'ont opposée aux palpitations. Les données fournies par l'observation nous paraissent tout à fait insuffisantes pour asseoir actuellement une conviction; mais il n'est pas déraisonnable d'admettre que l'amoindrissement de la circulation peut jouer un rôle secondaire contre l'élément morbide hyperémie ainsi que dans des troubles de nutrition par hyperplasie (phlegmasie et engorgements, cancers, phthisie, scrofule, syphilis, dartres et rhumatisme), qui sont à processus fluxionnaire et il en est nécessairement de même des névroses congestives.

§ II. — Action de la cicutine sur l'appareil respiratoire.

A. — Action directe des inhalations de vapeurs de cicutine.

L'air chargé de vapeurs de cicutine, tel que nous l'avons administrée à la grenouille et au moineau, n'irrite pas la muqueuse respiratoire jusqu'à l'offenser d'une façon sérieuse et durable, parce que le poison n'est pas assez concentré pour détruire l'épithélium. Mais il est à présumer que le mucus y est modifié comme dans la bouche et dans l'œil, c'est-à-dire qu'il est rendu plus fluide et plus abondant et que son expulsion est facilitée; d'où en partie l'utilité des inhalations cicutées dans les affections bronchiques.

Consécutivement la sensibilité de la membrane muqueuse est atténuée comme celle de toutes les parties soumises au contact de la cicutine même étendue (exp. IX°) sur le bras de la grenouille; d'où il résulte un effet sédatif dans la coqueluche, l'asthme, la phthisie et les autres affections des voies respiratoires où il faut combattre l'hyperesthésie et le spasme.

Quant à l'acinésie du plan musculaire bronchique, elle s'obtient moins facilement que l'anesthésie par les applications directes. Néanmoins elle se produit dans une certaine mesure, et il y a lieu d'en tenir compte dans le traitement des maladies spasmodiques des voies aériennes.

Un fait pratique d'une plus grande portée, c'est la rapidité avec laquelle on obtient les phénomènes généraux du cicutisme par la mé-

thode des inhalations, ainsi que la sûreté et l'inoffensivité relatives
de ce moyen qui permet de s'arrêter à l'instant exact où l'on a produit le degré d'acinésie générale propre à enchaîner les manifestations convulsives.

B. — Action de la cicutine diffusée sur l'appareil respiratoire.

Nous avons surtout étudié l'influence du cicutisme sur les phénomènes mécaniques de la respiration. On a vu que les mouvements
respiratoires un instant accélérés au début sont bientôt ralentis, puis
suspendus par l'action paralysante du poison sur les nerfs moteurs ;
ce qui entraîne la mort par asphyxie chez les mammifères et les
oiseaux comme le démontrent les lésions anatomiques et la survivance du cœur. Mais le fait capital qui se dégage de nos expériences,
c'est que les mouvements respiratoires s'abolissent les derniers, ce
qui rend possible l'emploi médical de la cicutine contre les hypercinèses sans exposer la vie du sujet. Que si la dose thérapeutique
venait à être dépassée, il ne faudrait pas hésiter à pratiquer la respiration artificielle pour entretenir les mouvements du cœur qui survivent à ceux de la respiration et permettent de rappeler l'individu
à la vie en donnant à la cicutine le temps de s'éliminer en partie, ce
qui se fait très-rapidement. Nous en avons donné des exemples
frappants chez les oiseaux.

La théorie des effets diffusés de la cicutine sur les mouvements
respiratoires ne présente aucune difficulté, car ces mouvements
sont subordonnés comme tous les autres au degré relatif de surexcitabilité des centres nerveux et de parésie des extrémités motrices des nerfs. Ainsi les fortes doses de cicutine commencent par accélérer la respiration en augmentant le pouvoir excito-moteur de
l'axe bulbo-rachidien avant que les nerfs des muscles respirateurs
ne soient paralysés. Mais à une période plus avancée de l'empoisonnement, et dès le début avec les doses médicales, les mouvements
respiratoires sont ralentis par suite de la parésie des extrémités motrices des nerfs phréniques et intercostaux et de celle du pneumo-
gastrique (agissant à la fois comme nerfs de mouvement et de sensibilité réflexe).

On peut, sans s'aventurer, utiliser les données de la physiologie
expérimentale pour interpréter et affirmer les résultats cliniques du
traitement cicuté dans les affections des voies respiratoires. Dans

l'asthme, en particulier, les médecins qui font jouer le principal rôle à la contraction tétanique du diaphragme ou au spasme des bronches invoqueront l'action acinétique de la cicutine. Ceux qui font jouer un rôle prépondérant à l'impression initiale de la muqueuse respiratoire qui, transmise au bulbe par le pneumo-gastrique, provoquerait le spasme ou la congestion réflexe des bronches, attribueront leurs succès à l'action anesthésique de la cicutine, concentrée sur la surface respiratoire par voie d'élimination. Ceux-ci devraient donner la préférence aux inhalations de vapeurs cicutées dont l'action insensibilisante locale est aussi prompte qu'assurée. Enfin, ceux qui subordonnent l'accès d'asthme à une névrose vasculaire, directe ou réflexe des organes respiratoires, ne manqueront pas de remarquer que les préparations cicutées ont une action vasomotrice ou olighémiante qui s'opposera à l'hyperémie pulmonaire et aux hypercrinies qui la suivent, et mettent le comble à la dyspnée.

La coqueluche pourra être influencée aussi par cette triple propriété acinétique, anesthésique et vaso-motrice de la ciguë.

Il n'est pas jusqu'à la phthisie dont les douleurs, les quintes de toux et les hyperémies circumtuberculeuses ne puissent être amoindries par ce triple processus curatif. Nous ajouterons qu'il n'est pas impossible que l'action puissamment antiseptique de la cicutine éliminée par les bronches ne s'oppose à l'altération putride des liquides qui baignent les ulcères pulmonaires et qui en se résorbant engendrent une véritable scepticémie. Nous n'allons pas jusqu'à prévoir si l'action altérante de la ciguë peut enchaîner la marche et le développement de la néoplasie tuberculeuse, pas plus que du cancer, parce que cela ne ressort pas encore assez nettement des données expérimentales. Mais on pourra compter accessoirement sur l'effet sédatif cardio-vasculaire, et par suite olighémiant de la peau pour amoindrir la fièvre et les sueurs des phthisiques. En tout cas, il faudrait surveiller l'action du médicament sur les voies digestives, afin de le suspendre au moindre signe d'irritation.

Nos études n'ont pas porté sur les modifications que le cicutisme peut imprimer aux phénomènes physico-chimiques de la respiration, et nous ne connaissons dans la science aucune donnée expérimentale sur ce point. Seulement nous avons démontré que la cicutine altère profondément le sang; que concentrée elle en désorganise les hématies; qu'étendue par le liquide sanguin auquel elle se mélange par l'absorption, elle le rend incoagulable dans la veine principale d'un membre par l'extrémité duquel elle a été absorbée, sans qu'il y ait dans ce cas d'altération micrographique. Enfin tous les toxicologues et M. Tardieu en particulier décrivent la même altération générale du sang dans les cas d'empoisonnement, c'est-à-dire que ce liquide est noir, visqueux, difficilement coagulable et ne rougit que lentement au contact de l'air. En résumé, on peut affirmer, sans aller au delà des données expérimentales, que la cicutine altère le sang dans son organisation en en détruisant les hématies, et dans sa fonction en amoindrissant sa puissance d'absorption de l'oxygène.

Nous ne voudrions pas nous exposer aux reproches de chimiâtrie en abandonnant le terrain déjà très-ardu de l'expérimentation pour demander ce que celle-ci ne nous a pas donné, à l'hypothèse physico-chimique. Nous désirons seulement soumettre quelques brèves considérations sur ce sujet aux honorables membres de cette Société qui ont fait accomplir à la thérapeutique de réels progrès par la sage application des données physico-chimiques à la médecine.

1° La conicine, en vertu de son alcalinité, est douée d'une assez grande affinité pour les matières albuminoïdes que leur neutralité fait entrer indifféremment en combinaison avec les corps fortement électro-négatifs comme les acides ou très-électro-positifs comme les alcalis et la cicutine. De là peut-être cette action en quelque sorte générale de l'alcaloïde des ciguës sur tous les organites azotés d'une faible cohésion, tels que les hématies, les éléments nerveux et musculaires, les épithéliums peu condensés, etc.

Nous avons vu au contraire que le tissu conjonctif et les lames épidermiques d'un épithélioma plus ou moins desséché ont résisté à l'action désorganisatrice de la cicutine ; cependant leur tissu est devenu plus transparent, et par suite les éléments s'y sont plus fortement accusés au microscope.

2° La combinaison que donne la cicutine avec l'albumine du blanc d'œuf n'est pas insoluble ; car la liqueur un instant troublée par les gouttelettes de cicutine très-peu soluble dans l'eau ne tarde pas à reprendre sa transparence qu'elle conserve indéfiniment. Ce fait, joint à la volatilité de la cicutine, explique sa facile diffusion dans l'organisme et rend un compte satisfaisant de la fugacité de ses effets et de sa prompte élimination.

3° La combinaison de la cicutine avec l'albumine paraît jouir d'une

certaine stabilité, car nous l'avons vue résister à la putréfaction pendant les trois mois où nous l'avons observée. Or, en appliquant à ce
fait la donnée de M. Claude Bernard « qu'en conservant la matière le
poison la rend ainsi impropre à la vie, » on s'expliquerait non-seulement que la cicutine fût antiputride, mais encore qu'elle ralentît les
métamorphoses de la nutrition et, par suite, qu'elle engendrât comme
phénomène immédiat l'abaissement de température (par la diminution
du travail combustif), et à la longue des stéatoses et le ralentissement
des consomptions.

Ne serait-il pas possible aussi que l'hémoglobine des hématies, en-
chaînée par sa combinaison avec la cicutine, comme elle l'est par son
union à l'oxyde de carbone, ne fût moins apte à absorber l'oxygène
dans les poumons, en même temps que, par la nature alcaline du poison, elle retiendrait l'acide carbonique du sang? Ce qu'il y a de certain, c'est que la cicutine absorbée noircit le sang et que ce sang ne
rougit que lentement par son exposition à l'air.

En somme les hématies ainsi stabilisées par la cicutine seraient entravées dans leurs métamorphoses et deviendraient impropres à leurs
fonctions et notamment à l'échange de gaz dans le poumon; leur vie
serait suspendue comme l'est celle de l'infusoire dans le liquide en
putréfaction où l'on introduit le poison. De même l'élément nerveux
dont la nutrition serait un instant suspendue perdrait momentané-
ment ses propriétés sans que pourtant sa structure histologique fût
altérée (grâce à la quantité insuffisante de cicutine). La même induction pourrait s'appliquer à l'élément musculaire, aux épithéliums, etc.,
et on demanderait volontiers qu'elle pût être applicable aux éléments
histologiques morbides, à la cellule cancéreuse en particulier. Malheureusement celle-ci paraît douée d'une résistance très-voisine de
celle du tissu conjonctif à l'attaque par la cicutine, et sa vitalité lente
et obscure la séparerait probablement des éléments histologiques normaux dont la cicutine peut suspendre la fonction et entraver le développement.

§ III. — Influence de la cicutine sur la chaleur animale.

Dans nos expériences sur les oiseaux et les mammifères, nous
avons constaté un abaissement notable de température par le cicutisme. C'est aussi un symptôme de l'empoisonnement par la ciguë
chez l'homme où nous l'avons en outre constamment observé sous
l'influence des doses médicales. Une seule fois nous avons fait une
observation thermométrique sur l'homme où la température ne s'é-
tait abaissée que de 8 dixièmes de degré dans la bouche après deux

jours de traitement cicuté, quoique le malade se plaignit d'un refroidissement intense.

La cause la plus palpable du refroidissement est l'inertie de la circulation capillaire attestée dans ces cas par une remarquable pâleur des téguments. Le ralentissement des mouvements respiratoires et l'amoindrissement des phénomènes physico-chimiques de la respiration contribuent aussi pour une part que l'on ne peut limiter à l'abaissement de la température.

De cette diminution de la calorification jointe à la dépression circulatoire faut-il conclure à l'emploi médical des préparations cicutées contre les maladies thermogéniques (pyrexies, phlegmasies, etc.)? Cela a été fait sans grands avantages contre les fièvres typhoïdes et intermittentes, et à moins que la clinique ne se prononce plus favorablement à l'avenir, les préparations cicutées doivent laisser le pas à un grand nombre d'autres dont les effets antipyrétiques sont démontrés.

Article VII. — Action de la cicutine sur les appareils de la digestion et des sécrétions.

L'influence des préparations cicutées sur les surfaces digestive et sécrétoires peut se résumer d'un trait : elle est excitante au début et sédative à la fin, par son contact, soit à son entrée, soit à sa sortie de l'économie. On conçoit donc par avance comment le traitement cicuté peut modifier les actes morbides siégeant sur ces surfaces.

§ I. — Action de la cicutine sur l'appareil digestif.

L'action directe de la cicutine ingérée est une action irritante variant, suivant son degré de concentration, depuis la destruction de l'épithélium, telle que nous l'avons décrite sur la bouche du rat et de la grenouille, jusqu'à la simple excitation des actes physiologiques de cet appareil.

1° A dose élevée et toxique, on a observé chez l'homme et les mammifères au début, parallèlement aux tremblements et aux *convulsions générales*, du serrement des mâchoires, de la dysphagie (par spasme du pharynx et par sécheresse de la gorge), des nausées et des vomissements avec cardialgie, moins souvent des coliques et de la diarrhée. A une seconde période correspondant à la *paralysie* des membres et au ralentissement de la respiration, on constate des symptômes de même ordre sur l'appareil digestif, savoir : bouche entr'ouverte et mâchoires écartées, langue pendante, salive visqueuse s'écoulant de la gueule des chiens, dysphagie paralytique, cessation plus ou moins complète des vomissements, tympanite, etc. A l'autopsie, on constate chez les animaux la destruction de l'épithélium buccal sur les points *touchés* par la cicutine, et chez l'homme empoisonné par la ciguë, de la rougeur et des taches d'aspect ecchymotique et gangréneux sur la muqueuse gastro-intestinale.

2° A dose médicale bien tolérée, la ciguë excite souvent l'appétit et active le travail digestif. Elle détermine comme premiers phénomènes d'intolérance des douleurs gastriques avec nausées et même vomissements, plus rarement des coliques et de la diarrhée. La chaleur et la sécheresse de la gorge, accompagnées parfois d'une saveur âcre et amère dans la bouche, accusent l'élimination du poison par cette voie, de même que la salivation des hautes doses.

Le principal enseignement pratique à tirer de ces effets d'irritation, c'est qu'il faut en surveiller l'apparition pour diminuer les doses du médicament ou le suspendre dès qu'ils apparaissent avec une certaine intensité. Pour ce qui est de l'emploi de la cicutine contre les dyspepsies, il est impossible d'asseoir une opinion sur le petit nombre d'expériences cliniques que possède la science à ce sujet.

§ II. — Action de la cicutine sur l'appareil urinaire.

La scène toxique s'est déroulée avec une telle rapidité chez les animaux à sang chaud auxquels nous avons administré la cicutine, que nous n'avons pu constater chez eux aucune modification dans la sécrétion urinaire. A l'autopsie, le rein était généralement hyperémié. La ciguë à dose thérapeutique chez l'homme produirait la diurèse, suivant la généralité des observateurs; nous l'avons observée à un faible degré dans les premiers jours du traitement. Un fait mieux établi, c'est la modification de la nature des urines qui, suivant la remarque faite par Storck, déposent un sédiment épais, glaireux, deviennent mordicantes et exhalent une odeur nauséabonde.

L'augmentation des urines ne pouvant guère s'expliquer par le surcroît de tension vasculaire, qui est douteux à cette dose, elle nous paraît devoir être attribuée à l'excitation du rein par l'élimination de la cicutine qui se rapproche à certains égards des huiles

volatiles dont l'effet diurétique est des plus tranchés. L'odeur nauséabonde du liquide urinaire et son action mordicante autorisent
encore cette interprétation. Enfin nous croyons que le caractère
glaireux de ce liquide est dû à l'attaque dans une certaine mesure
de l'épithélium de la surface urinaire par la cicutine qui la baigne :
ce qui nous rapproche de l'opinion de M. le professeur Gubler qui
pense que l'on peut attribuer ces effets à un catarrhe des glandes
uropoiétiques.

Nous concevons donc la possibilité de modifier le catarrhe vésical
par la ciguë, comme l'a fait Valentin, ainsi que l'emploi de ce moyen
pour combattre les hydropisies, quoiqu'il en existe de bien supérieur à lui.

§ III. — Action des préparations cicutées sur les sécrétions cutanées.

1° On a vu que l'application de la cicutine pure sur la peau des
grenouilles en réduit l'épiderme en un magma visqueux dans lequel une partie des cellules épithéliales sont altérées et même dé-
truites. Une très-notable augmentation de l'exhalation cutanée a
été observée chez les grenouilles que nous avons enfermées dans
l'atmosphère cicutée ; leur peau a pâli par reserrement de ses capillaires, et elle s'est hérissée d'une multitude de petites élevures
granulées dues à la contraction de ses fibres musculaires. Tous ces
phénomènes doivent être attribués à l'irritation directe du tégument
par la cicutine, et ils préparent la théorie des effets indirects.

2° La généralité des auteurs enregistrent l'augmentation de la
sécrétion sudorale parmi les phénomènes physiologiques du traitement cicuté, coexistant avec la diurèse et plus souvent alternant
avec elle.

On observe que beaucoup plus rarement des éruptions cutanées
produites par l'emploi interne de la ciguë, dont l'effet habituel se
traduit au contraire par une certaine pâleur du tégument lié à son
olighémie.

Dès l'instant où le régime cicuté n'active pas la circulation cutanée, on ne peut attribuer les modifications de la peau qu'à l'élimination par cette voie d'une notable proportion de cicutine, activant
les glandes qu'elle traverse. C'est en effet par les fortes doses et
chez les sujets dont la peau fonctionne énergiquement, que l'on
constate de préférence les sueurs et les éruptions. C'est dans le

même cas que le médicament concentré sur la peau par voie d'élimination, y produit des fourmillements et un certain engourdissement de la sensibilité.

Nous regardons les succès incontestables obtenus contre les actes morbides de la peau, de nature dartreuse, scrofuleuse, syphilitique, ulcéreuse, etc., comme des conséquences de l'action modificatrice du médicament sur cette importante surface de sortie. C'est une sorte d'action topique de dedans en dehors tout à fait comparable à celle des bains de ciguë et des autres applications externes.

Que les préparations cicutées agissent directement ou par élimination, la théorie de leurs effets curatifs est la même. Elle s'appuie sur la triple modification physiologique imprimée à la peau par la cicutine :

1° L'élément hyperémie est combattu par l'action olighémiante des doses modérées de ciguë.

2° Les fortes doses tendent à détruire les néoplasies cutanées comme elles attaquent les épithéliums et elles exercent une action antiseptique sur les surfaces ulcérées.

3° Enfin la thérapeutique des dermatoses peut bénéficier de l'action analgésique de la ciguë dans certains cas.

§ IV. — Action de la cicutine sur la sécrétion bronchique.

Nous avons constaté chez des oiseaux empoisonnés par l'insertion d'une goutte de cicutine à la cuisse, une forte odeur de ce poison exhalée par l'air inspiré dans leurs poumons pendant la respiration artificielle. Il n'est donc pas douteux que la cicutine ne s'élimine par la surface respiratoire, et nous ferons remarquer, comme pour le rein et la peau, que cela lui est commun avec les principes oléo-résineux. Or de même que la térébenthine, le tolu et les goudrons, le gaïac, etc., modifient les maladies des voies bronchiques comme celles des surfaces urinaires et cutanées, de même on est fondé à ne pas regarder comme tout à fait illusoire la confiance d'un grand nombre de praticiens autorisés, dans les préparations cicutées contre les phénomènes d'hyperémie et de catarrhe, d'hyperesthésie et de spasme des voies respiratoires. Ici la ciguë agit encore par élimination comme un triple modificateur de la circulation et de la nutrition des épithéliums, de la sensibilité et de la contractilité bronchiques. Aussi est-on en droit de se demander si les inhalations, soit de ciguë, soit de cicutine plus ou moins étendue et associée à d'autres substances appropriées aux états morbides, ne seraient pas plus efficaces que l'administration interne (qui n'est ici qu'une manière de digérer une inhalation).

Les troubles de la vue et les maux d'yeux nous ont paru un des phénomènes les plus fréquents qu'accusent les sujets soumis au traitement cicuté, et il est fort probable que cela est dû à une modification de l'œil par la présence de la cicutine dans ses humeurs et par élimination à la surface de la conjonctive. Ceci donnerait la clef des résultats obtenus avec la ciguë contre l'ophthalmie scrofuleuse, la photophobie, le spasme palpébral, etc.

ARTICLE VIII. — ACTION DES PRÉPARATIONS CICUTÉES SUR L'APPAREIL GÉNITAL.

On sait que les anciens ont fait à la ciguë la réputation d'atrophier les mamelles et les testicules et d'en empêcher le développement, de tarir la sécrétion du lait et d'entraîner l'impuissance virile.

1° Il n'est pas douteux que la ciguë n'ait favorisé la résolution de certains engorgements des testicules et de la mamelle, et avec les idées de spécificité qui ont presque toujours dominé la thérapeutique, on est passé du domaine de la pathologie dans celui de la physiologie et l'on a ainsi admis une propriété atrophiante de la ciguë sur les mamelles et les testicules. Nous ignorons ce qu'il peut y avoir de fondé dans une pareille opinion et jusqu'à quel point l'action vraiment altérante de la ciguë pourrait contrarier le développement des glandes mammaires et testiculaires.

2° La propriété attribuée à la ciguë de tarir le lait ne nous paraît pas dénuée de fondement, car cela s'observe chez les chèvres qui mangent une grande quantité de cette plante, et les emplâtres cicutés favorisent la résolution des engorgements laiteux. Si cette action est réelle, elle aurait sa raison dans la diminution de la sensibilité et conséquemment de l'hyperémie sécrétoire réflexe de la glande mammaire, sur laquelle la cicutine se concentre par élimination; sans doute aussi dans l'olighémie de cette glande et peut-être dans l'action altérante générale de la ciguë.

3° L'anaphrodisie attribuée à la ciguë est-elle bien réelle? Il serait aussi léger de la nier que peu rigoureux de l'affirmer sans réserves.

Elle ne serait en effet que la résultante de facteurs multiples, savoir : l'olighémie des artérioles afférentes des corps caverneux dont la turgescence est le phénomène initial de l'érection ; un certain degré d'acinésie des muscles érecteurs ; enfin la diminution de sensibilité des nerfs terminés à la surface interne des canaux séminifères, d'où résulterait une impressionnabilité moindre au contact des cellules spermatiques et l'affaiblissement ou même l'extinction des désirs vénériens, en un mot la frigidité. Ajoutons que si la cicutine passe dans le sperme, elle doit diminuer la vitalité des spermatozoïdes que le poison pourrait atteindre dans leur activité et dans leur organisation, comme elle atteint l'hématie, la cellule épithéliale, l'infusoire, etc. Nous n'avons pas eu occasion d'examiner le liquide séminal des sujets soumis à l'usage de la cicutine, et par conséquent les données expérimentales nous font complétement défaut sur ce point.

Mais un fait sur lequel l'observation clinique nous a parfaitement fixés, c'est l'amoindrissement, le retard et parfois l'absence du flux ménorrhagique chez les femmes en cours de traitement cicuté. Faut-il attribuer ce résultat uniquement à l'inertie de la circulation capillaire, qui ferait obstacle à la fluxion mensuelle comme à la turgescence pénienne, et n'y aurait-il pas un certain degré d'anesthésie et surtout d'acinésie des plans musculaires qui concourent à ce phénomène utéro-ovarien complexe ? Le développement des vésicules de Graaf et l'ovulation ne seraient-ils pas eux-mêmes entravés par l'action altérante de la ciguë ? Rien de tout cela ne répugne aux propriétés générales de la cicutine, telles que nous les avons établies par l'expérimentation. Toutefois, en présence de l'incertitude qui plane encore sur les modifications physiologiques que peut imprimer la cicutine aux appareils de la génération, il serait prématuré d'y chercher des indications thérapeutiques.

ARTICLE IX. — SYNTHÈSE PHYSIOLOGIQUE ET THÉRAPEUTIQUE DE LA CICUTINE.

A. — L'action *locale* de la cicutine sur les éléments nervo-musculaires se traduit par une courte période d'excitation, révélée par la douleur et la contraction des fibres musculaires, bientôt suivies de l'effet spécial et caractéristique du cicutisme local, l'anesthésie et l'acinésie. Cette double propriété sédative du système nervo-musculaire rend un compte satisfaisant des effets curatifs locaux de la ciguë contre les éléments douleur et spasme dans les maladies, et autoriserait l'emploi des injections hypodermiques de cicutine étendue.

Une deuxième action locale bien plus importante est celle qu'exerce la cicutine sur les éléments anatomiques qu'elle altère et même désorganise complétement, suivant son degré de concentration. Ainsi, elle gonfle et désagrége les hématies, attaque et détruit les épithéliums, altère profondément la structure des éléments nerveux et musculaire; elle modifie à peine le tissu conjonctif. Cette atteinte des éléments histologiques, cette sorte d'action altérante directe qui s'exerce sur les surfaces d'élimination du médicament (peau et muqueuses) aussi bien que sur les surfaces d'entrée, explique la propriété résolutive des préparations cicutées dans les dartres, les catarrhes et les ulcères, qu'ils soient de nature herpétique, scrofuleuse ou syphilitique, par l'attaque des néoplasmes qui les constituent.

Nos expériences établissent que les organismes inférieurs sont influencés et détruits par la cicutine comme le sont les éléments anatomiques. De là dérivent évidemment les propriétés antiseptique et parasiticide bien constatées de la ciguë et de son alcaloïde contre les ulcères putrides, les teignes, la gale, les entozoaires, etc.

B. — L'action *diffusée* de la cicutine se traduit encore par la double propriété *dynamique* et *altérante* en agissant sur le système nervo-musculaire, sur le sang et sur les éléments anatomiques les moins condensés.

I. — L'excitabilité des centres nerveux est peu influencée par les *faibles* doses toxiques puisqu'elles ne provoquent pas de convulsions au début, que les mouvements volontaires et réflexes persistent jusqu'à la fin dans une partie préservée de l'intoxication chez la grenouille, et que les animaux à sang chaud succombent sans altération marquée des facultés intellectuelles et instinctives.

Avec les *fortes* doses il existe une surexcitabilité non douteuse des centres moteurs traduite par des convulsions tétaniques et des tremblements convulsifs très-apparents au début, masqués un peu plus tard par la paralysie des extrémités motrices des nerfs, enfin donnant lieu chez les oiseaux aux tremblements convulsifs de retour (au moment où les nerfs moteurs recouvrent leur conductibité par suite de l'élimination du poison). Toutes nos expériences et en particulier celles qui ont été pratiquées sur les oiseaux et les mammifères mettent hors de toute contestation cette exaltation des

centres moteurs. Le thérapeutiste, intéressé à l'éviter, y parviendra
en se bornant aux doses modérées et au besoin en les fractionnant.

II. — Les nerfs moteurs subissent peut-être une légère excitation
au début avec les fortes doses, mais le seul phénomène important
qu'ils présentent est une parésie et finalement une paralysie qui est
la caractéristique la plus apparente du cicutisme.

Les nerfs sensitifs sont beaucoup moins atteints que les nerfs moteurs parce qu'ils sont protégés par leur double gaîne comme le sont
les nerfs moteurs dans leur trajet. En effet les extrémités terminales
des nerfs moteurs paraissent seules atteintes pendant la courte
durée de la scène toxique, comme on le constate aussi avec le curare. Mais si les tubes nerveux sont influencés par de plus fortes
doses du poison, soit par le contact direct, soit par l'imbibition de
voisinage, ils perdent complétement leur excitabilité, aussi bien
dans les tubes sensitifs que dans les tubes moteurs, alors même que
le microscope n'y révèle encore aucune altération appréciable. D'ailleurs on a vu que les terminaisons des nerfs sensitifs dans la peau
sont complétement anesthésiées par le contact de la cicutine étendue.
Ces constatations tendent à établir l'unité de propriété des nerfs
sensitifs et moteurs, la *neurilité*, et réfutent l'idée d'une action
élective de la cicutine sur les nerfs moteurs, qui ne sont plus fortement atteints dans leurs extrémités terminales, nous le répétons,
que parce que celles-ci cessent d'être protégées par leur double gaîne
et sont plus facilement envahies par le plasma cicuté.

Cette interprétation trouve une justification dans la résistance
beaucoup plus grande qu'opposent au cicutisme les nerfs moteurs
ganglionnaires dont la terminaison est différente ; car alors que les
muscles striés sont complétement paralysés, les muscles lisses sont
encore spasmodisés parce que leurs nerfs leur permettent d'obéir
jusqu'à une époque plus reculée à la surexcitabilité de la moelle. Ce
n'est que dans les cas où la scène toxique se prolonge que le relàche-
ment des plans musculaires viscéraux et vasculaires accuse la parésie des nerfs ganglionnaires.

De là il résulte que le cicutisme crée une sorte d'antagonisme
entre les centres moteurs et les nerfs de mouvement en augmentant l'excitabilité des premiers et détruisant celle des seconds, ce
qui explique le mélange en apparence paradoxal de convulsions
et de paralysie dans cet empoisonnement, l'accélération de la res-

piration au début, son ralentissement et son arrêt à la fin, ainsi que la succession de la constriction et de la dilatation pupillaire, etc. Cet antagonisme existe pour beaucoup d'autres poisons, ainsi que nous l'avons déjà vérifié pour la nicotine, l'atropine, etc.

. Le thérapeutiste qui n'a jamais recours à des doses convulsivantes, utilise la propriété acinétique et anesthésique des préparations cicutées contre les hypercinèses et les hyperesthésies (tétanos, chorée, épilepsie, coqueluche, névralgie) et en général contre les éléments spasme et douleur dans toutes les maladies. Seulement il importe de se rappeler qu'aux doses médicales l'action acinétique est beaucoup plus prononcée que l'action anesthésique et que celle-ci n'est guère que l'auxiliaire de la première, à moins que l'on n'ait recours aux applications locales du médicament (bains, pommades, emplâtres, injections hypodermiques, etc.).

. III. — L'élément musculaire est beaucoup moins influencé que l'élément nerveux par la diffusion de la cicutine. Il est possible qu'il soit excité au début, mais cette excitation peut être négligée comme étant très-faible et de courte durée, tandis que l'amyosthénie qui se produit ensuite à un certain degré, vient concourir avec l'acinésie pour engendrer le même résultat thérapeutique, la solution du spasme.

IV. — La pupille est contractée avec les fortes doses, capables d'augmenter l'excitabilité de la moelle, et dans les premiers instants où le nerf oculo-moteur commun n'est pas encore parésié et apporte l'excitation centrique au constricteur pupillaire.

. Plus tard la pupille se dilate parce que la parésie des extrémités de la troisième paire ne permet plus au sphincter de l'iris de faire équilibre à ses fibres rayonnées animées par des filets du nerf sympathique plus lent à se paralyser.

. Les troubles de l'accommodation sont un des symptômes les plus constants du cicutisme, et ils s'expliquent comme les variations de la pupille, par l'état de spasme ou de paralysie du muscle ciliaire, lié à la persistance ou à l'abolition de l'activité de la troisième paire.

V. — Les mouvements respiratoires subissent la double alternative de tous les autres :

Accélérés pendant la période de spasme où les nerfs moteurs obéissent à la surexcitabilité du centre bulbo-spinal, ils se ralentissent dès que les extrémités motrices sont parésiées, et un peu plus tard ils s'arrêtent et leur suspension marque l'instant précis de la mort de l'animal à sang chaud, comme le prouvent la persistance des mouvements du cœur et la nature des lésions cadavériques.

VI. — Les modifications des mouvements du cœur et de la contraction vasculaire trouvent également leur interprétation dans l'état relatif de surexcitabilité des centres nerveux et de parésie des extrémités motrices des nerfs.

1° Au début du cicutisme les fortes doses déterminent des palpitations dues à la surexcitabilité de la moelle bulbo-cervicale d'où émergent les filets cardiaques du sympathique, sans accélération marquée des battements parce que les nerfs vagues reçoivent la même excitation du centre bulbaire.

2° Un peu plus tard la parésie du pneumo-gastrique explique l'accélération des battements du cœur par le triomphe des nerfs ganglionnaires, plus lents à se paralyser, sur le nerf modérateur. Cependant la contraction des capillaires, qui persiste après la parésie des nerfs vagues, peut augmenter assez la tension artérielle pour s'opposer à l'accélération du cœur.

3° Bientôt les nerfs ganglionnaires eux-mêmes sont envahis par un commencement de paralysie, en même temps que les fibres musculaires et peut-être les centres nerveux. Alors les battements du cœur s'affaiblissent et se ralentissent, malgré le relâchement des capillaires et la diminution de tension artérielle, parce que la parésie des filets cardiaques du sympathique marche parallèlement avec celle des vaso-moteurs, et que dès lors le cœur devient impuissant à irriguer largement ces capillaires dont les parois s'affaissent. C'est à cette période que le cœur livré à l'action dominante des centres ganglionnaires intra-cardiaques devient intermittent.

De ce qui précède, il résulte que le réseau capillaire est olighémié pendant toute la durée du cicutisme : au début par l'excès d'activité des vaso-moteurs qui obéissent à la surexcitabilité des centres ; à la fin par le défaut d'activité du cœur au moment où les nerfs ganglionnaires sont envahis par la paralysie. Ce n'est qu'au moment de la mort que l'asphyxie mécanique substitue à l'olighémie une congestion veineuse des viscères que rend encore plus apparente l'aspect noir du sang altéré.

Cette inertie de la circulation capillaire est une des causes de l'abaissement de température observé sur les animaux cicutés.

Il n'est donc pas surprenant que les thérapeutistes aient songé à utiliser le traitement cicuté contre les palpitations cardiaques et les fièvres; mais la profonde dépression qu'il produit sur tout le système nervo-musculaire joint aux résultats cliniques peu favorables des premières tentatives, doit faire assigner, quant à présent, à ce moyen un rang bien inférieur parmi les antipyrétiques.

VII. — Tous les plans musculaires de la vie organique sont soumis à la double alternative de spasme et de relâchement que nous venons de constater sur toute la scène musculaire de l'économie. Ainsi à la période de surexcitabilité de la moelle, on observe des vomissements, des mictions fréquentes, etc., qui sont contemporains des convulsions générales, de l'accélération de la respiration, de la constriction de la pupille, des palpitations, etc., et même qui leur survivent, toujours parce que les nerfs ganglionnaires résistent plus longtemps à la paralysie que les nerfs encéphalo-rachidiens.

Dans une seconde période, les muscles lisses des organes digestifs et urinaires se relâchent parallèlement au plan musculaire des vaisseaux et postérieurement à la dilatation de la pupille et à la paralysie de l'accommodation, au ralentissement de la respiration et alors que la paralysie des muscles volontaires est très-avancée. Il faut dire cependant que les muscles lisses sur lesquels se concentre l'action de la cicutine par élimination, tels que la surface respiratoire, etc., éprouvent de bonne heure et à un degré beaucoup plus marqué les effets relâchants des préparations cicutées. Aussi est-ce dans les spasmes de l'appareil respiratoire qu'elles trouvent leur opportunité.

VIII. — La dépression génitale attribuée à la ciguë par les anciens, si elle est réelle, trouverait son explication dans l'olighémie des artérioles afférentes des corps caverneux, dans la paralysie des muscles érecteurs, en particulier dans celle des fibres musculaires des trabécules du tissu érectile, enfin dans un certain degré d'anesthésie des canaux séminifères et peut-être dans une vitalité moindre des spermatozoïdes. Ces notions sont trop incertaines pour devenir aujourd'hui une source d'indications thérapeutiques. On en peut dire autant de l'influence de la ciguë sur l'activité des glandes mammaires.

IX. — Le point le plus intéressant de notre travail, celui qui répond spécialement au but qui nous le fit entreprendre, c'est l'altération *démontrée* du sang par la cicutine.

Il ne peut exister aucun doute sur la destruction des hématies par ce poison, mélangé directement au sang dans les plaies d'insertion ou par sa pénétration dans les vaisseaux les plus voisins de ce point, puisque cette altération se constate et se suit au microscope.

A distance du point d'injection, dans la veine principale d'un membre qui a été le rendez-vous de la cicutine absorbée par ses extrémités, le sang ne présente plus d'altération microscopique, mais il diffère de celui de la veine correspondante par ses caractères physiques : il est *noir* et *fluide* au lieu d'être coagulé comme dans les autres veines. Donc, en l'absence d'altération des hématies visible au microscope, cet aspect noir et fluide, plus ou moins huileux du sang, suffira pour caractériser l'altération de ce liquide. Or c'est là précisément ce que l'on observe dans les cas d'empoisonnement par la ciguë, et nous l'avons constaté nous-même sur le sang des règles des femmes en cours de traitement cicuté. Il n'y a là que des degrés différents d'altération en rapport avec la quantité du poison, mais le sens de l'action est le même et cette action est constante.

Nous n'hésitons donc pas à conclure que la cicutine est un médicament du groupe de ceux que l'on a nommés *altérants*. De là il résulte que le sang cicuté est évidemment moins propre à l'hématose et par suite à la calorification et aux transformations chimiques de la nutrition, soit dans l'ordre normal, soit dans l'ordre pathologique. Il ne nous répugne donc pas d'admettre que le traitement cicuté peut enrayer la *formation* et le développement des néoplasies diverses par lesquelles s'expriment les grandes diathèses (la dartre, lo rhumatisme, la scrofule, peut-être le cancer). Il ne nous paraît même pas impossible que la cicutine n'attaque les hyperplasies en voie de formation peu avancée, puisque nous l'avons vue détruire des éléments anatomiques aussi résistants que les épithéliums.

Ces deux actions combinées rendraient compte des succès incontestables des préparations cicutées non-seulement contre les manifestations de la scrofule, du rhumatisme chronique, de la dartre, de la syphilis, mais encore contre des tumeurs d'apparence cancéreuse, dont la plus sage pratique offre des exemples ; ce qui suffit à nos yeux pour engager le médecin à ne pas se laisser enchaîner par le dogme de l'incurabilité du cancer.

FIN.

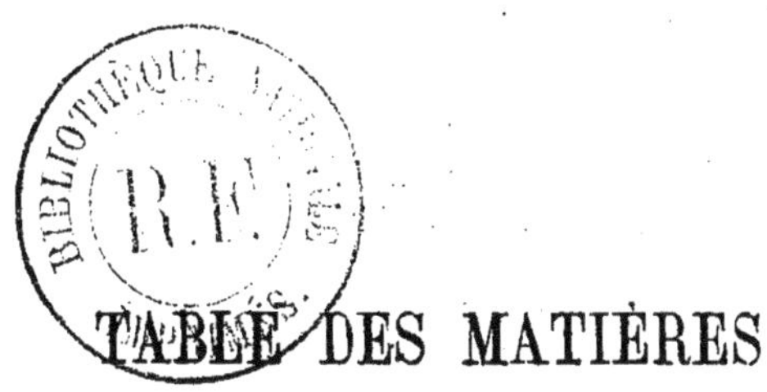

TABLE DES MATIÈRES

FIN DE LA TABLE DES MATIÈRES.

Paris. — Imprimerie Cusset et Cᵉ, 26, rue Racine.

www.ingramcontent.com/pod-product-compliance
Ingram Content Group UK Ltd.
Pitfield, Milton Keynes, MK11 3LW, UK
UKHW022228120726
13694UKWH00002B/750